Die Strahlenwirkung auf das Lymphsystem

unter besonderer Berücksichtigung der kleinen Dosen

Herausgegeben von

K. H. Kärcher und C. Streffer

Mit 41 Abbildungen

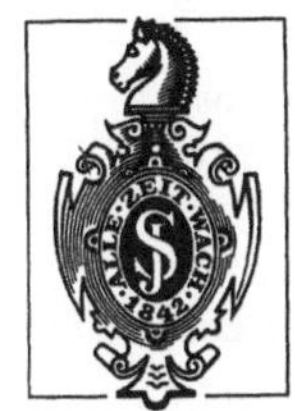

Springer-Verlag Berlin Heidelberg New York 1974

Gemeinsamer Kongreß der Deutschen und Österreichischen Röntgengesellschaft vom 12.-14. April 1973 in Wien

Library of Congress Cataloging in Publication Data
Main entry under title:

Die Strahlenwirkung auf das Lymphsystem unter besonderer Berücksichtigung der kleinen Dosen.

"Vorträge eines Symposiums ... das im Rahmen des gemeinsamen Kongresses der Deutschen und Österreichischen Röntgengesellschaft im Jahre 1973 in Wien durchgeführt wurde."
Bibliography: p.
1. Radiology, Medical--Congresses. 2. Hematopoietic system, Effect of radiation on the--Congresses. 3. Lymphocytes--Congresses. I. Kärcher, Karl-Heinz, 1923- ed. II. Streffer, C., 1934- ed. III. Deutsche Röntgengesellschaft.

IV. Österreichische Röntgengesellschaft.
[DNLM: 1. Lymphatic system--Immunology--Congresses. 2. Lymphatic system--Radiation effects--Congresses. 3. Radiation dosage--Congresses. WH700 D486s 1973]
RM845.S77 616.07'9 74-13217

ISBN-13: 978-3-540-06837-2 e-ISBN-13: 978-3-642-65911-9
DOI: 10.1007/978-3-642-65911-9

Offsetprinting and bookbinding Julius Beltz, Hemsbach/Bergstr.

Vorwort

Der vorliegende Band gibt die Vorträge eines Symposiums wieder, das im Rahmen des gemeinsamen Kongresses der Deutschen und Österreichischen Röntgengesellschaft im Jahre 1973 in Wien durchgeführt wurde. Die Arbeitsgemeinschaft für Strahlenbiologie in der DRG setzte damit gemeinsam mit der Österreichischen Röntgengesellschaft eine Serie von Veranstaltungen fort, die den Dialog zwischen dem klinisch tätigen Radiologen und dem theoretischen Radiologen, insbesondere dem Strahlenbiologen, verstärken sollen. Die beiden thematischen Schwerpunkte des Symposiums, lymphatisches System und kleine Dosen, können diesem Vorhaben in besonderem Maße dienen.
Nicht nur aufgrund der aktuellen Situation muß es ein Anliegen der Radiologen sein, die biologische Wirkung kleiner Strahlendosen zu erfassen und verstehen zu lernen. Einerseits kann man einer emotionalen Darstellung, wie sie in der Öffentlichkeit hier und da versucht wird, nur mit harten Fakten wissenschaftlicher Erfahrungen und Überlegungen gegenübertreten, andererseits ist die Abschätzung des Risikos, das durch die Absorption ionisierender Strahlen eingegangen wird, insbesondere in Hinsicht auf Späteffekte, wie z. B. die cancerogene Wirkung, keineswegs abgeschlossen.
Seit den Arbeiten von Heineke in den Jahren 1903–1905 nimmt die Strahlenempfindlichkeit von Lymphocyten bei strahlenbiologischen Untersuchungen eine hervorragende Stellung ein, die auch für die radiologische Klinik Bedeutung erlangt hat. So gehört die Bestimmung der Lymphocytenzahl im Blut auch heute noch zur routinemäßigen Überwachung strahlentherapeutischer Maßnahmen.
Eine Reihe von Methoden, wie die relativ einfache Gewinnung von Lymphocyten und ihre Kultivierung *in vitro,* haben grundlegende strahlenbiologische Studien an diesen Zellen begünstigt. Cytogenetische Untersuchungen an bestrahlten Lymphocyten haben einen besonderen Stellenwert. Neben den molekularbiologischen, biochemischen und morphologischen Veränderungen nehmen Untersuchungen über Strahlenwirkungen auf die Funktion dieser Zellen einen immer breiteren Raum ein. Gerade für das Verständnis dieser Vorgänge ist es jedoch notwendig, die Zelle als Teil eines Organsystems, und ihr Zusammenwirken mit anderen Zellen im Gewebe zu sehen. Nicht zuletzt wegen der klinischen Relevanz wurde unter den funktionellen Aufgaben des lymphatischen Systems die Anti-

körperbildung besonders herausgestellt. Zur Abrundung dieses Themas erschien es gerade in Hinsicht auf die Therapie maligner Prozesse notwendig, die Tumorimmunologie in die Diskussion einzubeziehen. Aus räumlichen Gründen können die behandelten Themen nur eine Auswahl darstellen; manche wichtigen Fragen, etwa maligne Entartungen des lymphatischen Systems, wurden nicht berücksichtigt.

Wir hoffen aber, daß es uns gelungen ist, einen „Strauß" von Untersuchungen zusammenzustellen, der der eingangs genannten Programmatik entspricht und die besondere Bedeutung des lymphatischen Systems für die Radiologie unterstreicht.

Zum Gelingen dieses Bandes haben eine Reihe von Kollegen beigetragen, Ihnen gilt unser Dank. Vor allem danken wir jedoch Frau I. Tempelfeld für das sorgfältige Schreiben und Korrigieren der Beiträge sowie dem Springer-Verlag für das Entgegenkommen bei der Gestaltung des Bandes.

C. Streffer
Arbeitsgemeinschaft
für Strahlenbiologie

K.-H. Kärcher
Österreichische
Röntgengesellschaft

Inhaltsverzeichnis

Mitarbeiterverzeichnis

M. Bauchinger, Institut für Biologie der Gesellschaft für Strahlen- und Umweltforschung mbH, D-8042 München-Neuherberg

E. H. Betz, Laboratoire d'Anatomie Pathologique de l'Université de Liège, 1, rue des Bonnes Villes, B-4000 Liège

B. Choné, Universitäts-Strahlenklinik, D-6900 Heidelberg, Voßstr. 3

Z. Dézsi, Radiologische Universitätsklinik Debrecen, Nagyerdei krt. 98, Ungarn

J. Dimopoulos, Strahlentherapeutische Klinik, Allgemeines Krankenhaus, A-1000 Wien, Alserstr. 4

J. F. Duplan, Inserm Unité 117 Fondation Bergonie, F-33076 Bordeaux

K. Flemming, Institut für Biophysik und Strahlenbiologie der Universität Freiburg, D-7800 Freiburg i. Br., Albertstraße 23

T. M. Fliedner, Abteilung für Klinische Physiologie, Universität Ulm, D-7900 Ulm/Donau, Parkstraße 11

H. Frischauf, I. Med. Universitätsklinik Wien, A-1097 Wien

W. M. Gallmeier, Universitätsklinikum Essen, Innere Klinik und Poliklinik (Tumorforschung), D-4300 Essen 1, Hufelandstraße 55

U. Hagen, Institut für Strahlenbiologie, Kernforschungszentrum Karlsruhe, D-7500 Karlsruhe, Postfach 3640

N. Honetz, I. Med. Universitätsklinik Wien, A-1097 Wien

E. G. Jung, Universitäts-Hautklinik, D-6900 Heidelberg, Voßstr. 2

A. M. Kellerer, Rad. Res. Lab., Columbia University, New York, NY 10032

W. Knapp, I. Med. Universitätsklinik Wien, A-1097 Wien

W. Madl, I. Med. Universitätsklinik Wien, A-1097 Wien

L. Miltényi, Radiologische Universitätsklinik Debrecen, Nagyerdei krt. 98, Ungarn

K. Mittermayer, I. Med. Universitätsklinik Wien, A-1097 Wien

B. Nelson, Abt. f. Klin. Physiologie der Universität, D-7900 Ulm, Parkstraße 11

E. Neumann, I. Med. Universitätsklinik Wien, A-1097 Wien

Gy. Vargha, Radiologische Universitätsklinik Debrecen, Nagyerdei krt. 98, Ungarn

Die Wirkung kleiner Strahlendosen

A. M. Kellerer

Blickt man auf die Geschichte der Strahlenbiologie zurück, so gewinnt man den Eindruck, daß das Studium hoher Strahlendosen stets mehr Interesse fand als die Wirkung kleinster Dosen. Dies hat seine guten und weniger guten Gründe. In frühen Tagen der Strahlenmedizin und Strahlenbiologie hatte man es zunächst mit hohen Dosen einfach deswegen zu tun, weil oft hohe Dosen appliziert oder akkumuliert wurden, ohne daß man sich der zu erwartenden Wirkung bewußt war. Später trat die Bedeutung ionisierender Strahlung für die Therapie mehr und mehr in den Blickpunkt des wissenschaftlichen Interesses, und es ist daher gerechtfertigt, daß auch die strahlenbiologischen Forschungen zur Hauptsache Fragen der cellulären Inaktivierung mit relativ hohen Dosen galten. Es ist auch heute, und gerade heute, auf Grund der inzwischen hochentwickelten Methoden der Kultur von Säugetierzellen, einer der Hauptgegenstände der Strahlenbiologie, eine erweiterte quantitative Basis für das Verständnis der Mechanismen zu liefern, deren sich der Therapeut bedient.

Andererseits haben sich gerade in den letzten Jahren, mit der erweiterten medizinischen Anwendung ionisierender Strahlen in Therapie und Diagnostik, und ganz allgemein im Rahmen der Entwicklung der nuklearen Technologie, die Fragen des Strahlenschutzes mehr und mehr in den Vordergrund geschoben. Dies erklärt, warum gegenwärtig die Wirkung kleinster Strahlendosen so intensiv diskutiert wird.

Zur Bestimmung der Dosiswirkungsbeziehung im Bereich kleinster Dosen

Die wichtigsten Dosiswirkungsbeziehungen in der Strahlenbiologie, nämlich die Überlebenskurven, sind der Analyse im Bereich kleinster Strahlendosen unzugänglich. Dies liegt daran, daß solche Kurven auf der Beobachtung der nicht vom Effekt betroffenen Einheiten beruhen. Die Anzahl der durch die Strahlung getöteten oder inaktivierten Einheiten wird nur indirekt als die Differenz der Überlebenden von den ohne Bestrahlung Überlebenden erschlossen. Wegen der stets auch ohne Bestrahlung vorhandenen statistischen Schwankungen sind kleine strahleninduzierte Differenzen nur mit größtem statistischen Aufwand nachzuweisen. Bei Versuchen an *in vitro* Zellkulturen lassen sich im allgemeinen keine

---

[1]Dieser Artikel beruht auf Arbeiten, die durch die United States Atomic Energy Commission (Grant# AT(11-1)-3243) und durch das National Cancer Institute (Grant# CA-12536-02) unterstützt wurden.

Inaktivierungsraten unterhalb von 20% nachweisen. In vivo Versuche, gerade am empfindlichen lymphatischen System, können zwar schon kleinere Verschiebungen in der Zellzahl aufzeigen, jedoch kann man auch hier selbst bei sorgfältigster experimenteller Technik keine größere Genauigkeit als einige Prozent erwarten.

Anders ist die Situation in denjenigen strahlenbiologischen Studien, in denen die vom Effekt betroffenen Einheiten einer bestrahlten Population direkt beobachtet werden. In solchen Fällen lassen sich auch die Wirkungen sehr kleiner Strahlendosen nachweisen, und man wird daher, wenn man an der Wirksamkeit kleinster Strahlendosen interessiert ist, solche Versuchsanordnungen vorziehen. Dies wird man auch aus dem zusätzlichen Grunde tun, daß im Strahlenschutz Zelltod nie das eigentliche Problem ist, sondern daß es die partiell geschädigte Zelle ist, die zum genetischen Risiko oder zur Karcinogenese beiträgt. Studien dieser Art haben am lymphatischen System zu einer Reihe interessanter Beobachtungen geführt. Die folgenden Bemerkungen und Beispiele beschränken sich nicht auf das lymphatische System, sie können jedoch dazu dienen, die an diesem System erhaltenen Ergebnisse in allgemeinen Zusammenhang zu bringen.

Es sei zunächst ein Punkt behandelt, der relativ trivial und doch von großer praktischer Bedeutung ist. Dies ist die Wahl geeigneter graphischer Darstellung experimenteller Daten im Bereich kleinster Dosen. Zur Erläuterung sei ein Beispiel gewählt. Abb. 1 gibt in einfacher

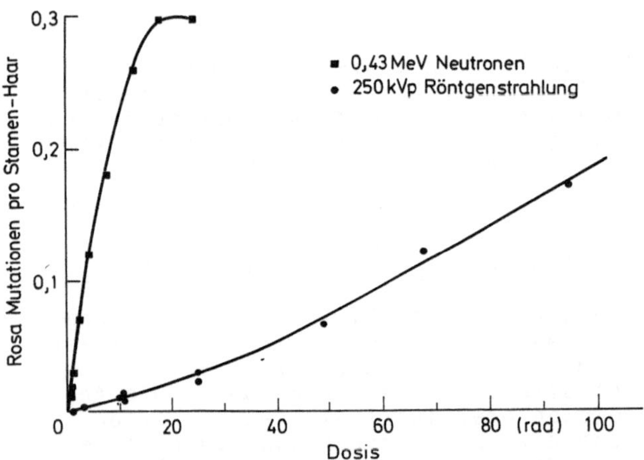

Abb. 1. Dosisabhängigkeit der Ausbeute von rosa Mutanten in Tradescantia für 430 keV Neutronen und für 250-kVp Röntgenstrahlen

linearer Darstellung die Ausbeute von rosa Mutationen in den Blütenhaaren von Tradescantia als Funktion der Dosis von Röntgenstrahlen und von Neutronen an (1). Diese Darstellung gibt zwar einen guten Eindruck davon, daß Neutronenstrahlung außerordentlich wirksamer ist als Röntgenstrahlung, man kann jedoch aus der Darstellung nicht erkennen, welches die genauen Ereignishäufigkeiten bei kleinsten Dosen sind, und ob die Kurven in diesem Bereich linearen oder nicht-linearen Verlauf haben. Um dies deutlicher zu machen, kann man die sogenannte logarithmische Darstellung wählen, in der man anstelle der Dosis und der Ausbeute den Logarithmus dieser Größen aufträgt. Diese Darstellung, die in Abb. 2 für dieselben Daten benutzt ist, hat den Vorteil, daß der

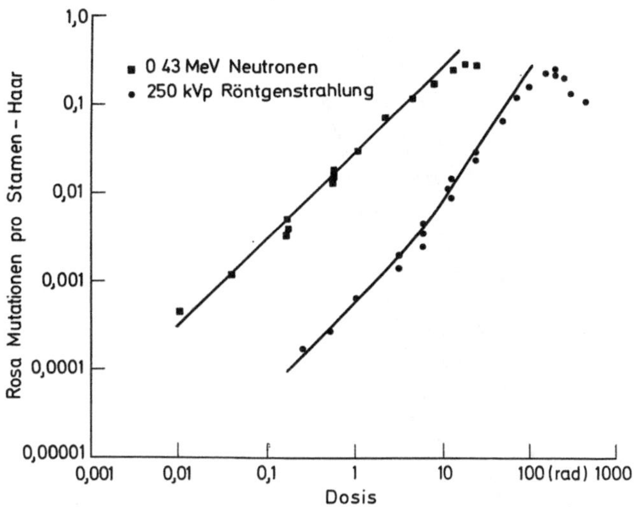

Abb. 2. Dosisabhängigkeit der Ausbeute von rosa Mutanten in Tradescantia für 430 keV Neutronen und für 250-kVp Röntgenstrahlen. Die Darstellung unterscheidet sich von der Darstellung in Abb. 1 durch die Wahl logarithmischer Maßstäbe. Die spontane Incidenz ist von der Ausbeute subtrahiert

Nullpunkt der Dosis und der Ereignishäufigkeit nach $-\infty$ verschoben ist, daß man also eine sehr gestreckte Darstellung im Bereich kleiner Dosen und kleiner Effekte erhält. Man kann also bei dieser Wahl des Koordinatensystems die experimentellen Daten mit großer Genauigkeit auch für kleine Dosiswerte ablesen. Weiter hat diese Darstellung, wie sich leicht mathematisch zeigen läßt, die Eigenschaft, daß Potenzfunktionen der Dosis als Gerade erscheinen; man muß dabei allerdings darauf achten, die spontane Incidenz vom Effekt zu subtrahieren. Insbesondere ergibt sich, daß eine Gerade der Steigung 1 einer linearen Beziehung zwischen Dosis, D, und Wirkung, E(D), entspricht, während eine Gerade der Steigung 2 bedeutet, daß der strahleninduzierte Effekt dem Quadrat der Dosis proportional ist. Ganz allgemein gesprochen entspricht die Steigung dem Exponenten n in der Beziehung:

$$E(D) = k\ D^n \qquad (1)$$

Im vorliegenden Beispiel erkennt man, daß, abgesehen vom Abfallen der Ausbeute bei höchsten Dosen, die Kurve für Neutronen die Steigung 1 hat, d.h. einer linearen Dosiswirkungsbeziehung folgt. Dies kann dadurch gedeutet werden, daß für die Neutronenstrahlung, die ja wenige sehr dichte Ionisationsspuren hervorruft, der Effekt stets nur durch die Bahnspur eines einzelnen geladenen Teilchens hervorgerufen wird. Wie man aus dem Schema der Abb. 3 entnimmt, werden bei den niedrigsten Neutronendosen, und die Versuche erstrecken sich hinab bis zu 10 milli-

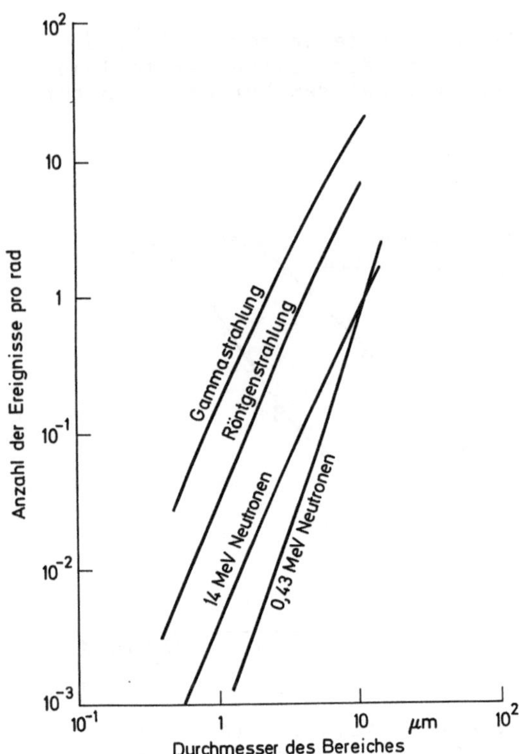

Abb. 3. Die mittlere Anzahl geladener Teilchen, die in einem kugelförmigen mikroskopischen Gewebsbereich pro Dosiseinheit auftreten. Die Daten für Neutronen beruhen auf Messungen (2), die Daten für ^{60}Co-γ-Strahlung und für 250-kVp Röntgenstrahlung auf Berechnungen (3)

rad, nur einige wenige Zellen von einem geladenen Teilchen durchquert. Dementsprechend ist die Wahrscheinlichkeit für zwei Ereignisse in der Zelle so gering, daß sie vernachlässigt werden kann.

Demgegenüber hat die mit Röntgenstrahlen erhaltene Kurve einen komplexeren Verlauf. Unterhalb von etwa 5 rad hat die Kurve die Steigung 1, d.h. der Effekt ist der Dosis proportional, für höhere Dosen nähert sich die Kurve der Steigung 2, d.h. der Effekt ist dem Quadrat der Dosis proportional. Dies ist so zu interpretieren, daß mit einer gewissen Wahrscheinlichkeit ein einziges geladenes Teilchen den Effekt hervorrufen kann, daß bei gleicher Dosis diese Wahrscheinlichkeit jedoch für die Röntgenstrahlen, die viel lockerere Bahnspuren hervorrufen, etwa um den Faktor 40 kleiner ist als für Neutronen. Von dieser geringen Wahrscheinlichkeit abgesehen, kann locker ionisierende Strahlung die Mutationen nur durch die Akkumulation von Schäden in aufeinanderfolgenden Bahnspuren erzeugen. Mit steigender Dosis wird die Wahrscheinlichkeit, daß 2 geladene Teilchen im empfindlichen Chromosomenbereich auftreten, größer, und daher erhält man die Steigung 2, d.h. die quadratische Abhängigkeit von der Dosis. Es besteht Grund zu der Annahme, daß dieselben charakteristischen Kurvenverläufe für die Erzeugung von dizentrischen und ringförmigen Chromosomen gelten. In diesem letzteren

Fall ist bisher die statistische Genauigkeit noch nicht ebenso groß wie in den Studien an Tradescantia, in denen Millionen von bestrahlten Zellen ausgewertet wurden. Jedoch können die erwähnten Überlegungen durchaus auf die Beobachtungen an Lymphocyten bezogen werden und jüngste Ergebnisse zeigen in der Tat, daß Dosisabhängigkeiten, die den in Abb. 2 wiedergegebenen Kurvenverläufen entsprechen, auch für dizentrische Chromosomenaberrationen erhalten werden (4-7).

Ohne auf formale Einzelheiten der kinetischen Analyse von Dosiswirkungsbeziehungen einzugehen, sei auf die interessante, allgemein gültige Aussage hingewiesen, daß die mittlere Anzahl der Teilchendurchgänge durch die vom Effekt betroffenen Zellen stets genau um die Zahl n, die der Steigung der doppelt-logarithmischen Kurve entspricht, höher ist als die Gesamtpopulation. Überlegungen dieser Art, die zeigen, daß aus der logarithmischen Steigung der Dosiswirkungsbeziehung streng auf die Kinetik der Strahlenwirkung geschlossen werden kann, sind an anderer Stelle ausführlicher erörtert (8).

Im gegenwärtigen Zusammenhang ist es von besonderem Interesse, daß mikrodosimetrische Überlegungen (9) zu der Schlußfolgerung führen, daß man es bei der cellulären Strahlenwirkung mit der linearquadratischen Beziehung:

$$E(D) = k\,(\zeta D + D^2) \qquad (2)$$

zu tun hat, daß der lineare Term die Wirkung einzelner Bahnspuren darstellt, und daß der quadratische Term der Wechselwirkung zweier Bahnspuren entspricht. Darüberhinaus, und das ist ein sehr wichtiger Punkt, kann ζ als die "lokale Energiedichte" oder, in strengerer Terminologie, als die spezifische Energie (10) angesehen werden, die im empfindlichen Bereich des Zellkerns durch ein einzelnes geladenes Teilchen erzeugt wird. Im Beispiel der Mutation an Tradescantia erhält man für Röntgenstrahlung ein ζ von etwa 15 rad. Dies entspricht einem empfindlichen Bereich von etwa 2 μm Durchmesser. Der Wert von ζ für einen Bereich dieser Größe für 430 keV Neutronen ist etwa 600 rad. Im Bereich kleiner Dosen sollten die Neutronen also, wie es tatsächlich experimentell beobachtet wurde, etwa 40fach wirksamer sein als die Röntgenstrahlen.

Im Fall dizentrischer Chromosomenaberrationen erhält man etwas größere Werte von ζ und dementsprechend einen etwas geringeren Durchmesser der kritischen Bereiche von etwa 1 μm (4-7).

Die linear-quadratische Beziehung, die sich in Gl. (2) ausdrückt, entspricht einer quadratischen Abhängigkeit der cellulären Strahlenwirkung von der spezifischen Energie, d.h. der tatsächlich im empfindlichen Bereich der Zelle deponierten Energie. Es sei hier nicht auf die strenge Ableitung dieser Beziehung eingegangen. Diese Ableitung stützt sich auf die Begriffe der sogenannten Mikrodosimetrie, d.h. auf die durch ROSSI entwickelte Theorie der mikroskopischen Verteilung der Energiedeposition ionisierender Strahlung. Systematische Darstellungen der Mikrodosimetrie (2, 11, 12) und Erläuterungen ihrer Anwendung auf die celluläre Strahlenwirkung (3, 9) finden sich in der Literatur. Im gegenwärtigen Zusammenhang genügt es, darauf hinzuweisen, daß die Dosis nur den Mittelwert der tatsächlich in der Zelle absorbierten Energie bestimmt. Letztere Größe ist eine Zufallsvariable, und die statistischen Abweichungen dieser Zufallsvariablen von dem durch die Dosis bestimmten Mittelwert sind am ausgeprägtesten für dicht ionisierende Strahlung. Die Tatsache, daß man trotz einer rein quadratischen Abhängigkeit des Effektes von der spezifischen Energie ein lineares Glied in der Dosisabhängigkeit erhält, geht auf diese statistischen Schwankungen der Energiedeposition zurück. Wenn die Dosis so klein ist, daß die einzelne Zelle oder ihr empfindlicher Bereich nur eine geringe Wahrscheinlichkeit hat, überhaupt von einem geladenen Teilchen durchquert zu werden, so ist die Anzahl der Zellen, für die dies der Fall ist, einfach der Dosis proportional. Die Wahrscheinlichkeit aber, daß eine von einem geladenen Teilchen durchquerte Zelle geschädigt wird, ist unabhängig von der Dosis und allein durch das mittlere Inkrement ζ der spezifischen Energie im Einzelereignis bestimmt. Aus mikrodosimetrischen Untersuchungen kennt man den Wert von ζ für unterschiedliche Bereichsgrößen und für verschiedene Strahlenarten (9).

Es ist bemerkenswert, daß hier zum erstenmal theoretische Überlegungen vorliegen, die quantitative Vorhersagen über die Wirksamkeit verschiedener Strahlenarten zulassen. Solche theoretischen Voraussagen sind, selbst wenn sie nur näherungsweise gültig sind, deshalb von besonderem Wert, weil bei den geringen Dosen, die im Strahlenschutz eine Rolle spielen, die direkte experimentelle Bestimmung der Strahleneffekte ausgeschlossen ist.

Da in der logarithmischen Darstellung gleiche Abstände gleichen Quotienten der aufgetragenen Größen entsprechen, kann man aus dem horizontalen Abstand zweier Dosiswirkungsbeziehungen unmittelbar die relative biologische Wirksamkeit (RBW) bei gegebenem Effekt ablesen. Bei den in der Abbildung 2 gezeigten charakteristischen Kurvenverläufen findet man, daß im Bereich kleiner Effekte, d.h. also bei kleinen Dosen, die RBW konstant ist und ihren größten Wert, im vorliegenden Fall etwa 40, hat. In dem Gebiet, in dem sich die Kurve für Röntgenbestrahlung aufsteilt, nähern sich beide Kurven, d.h. die RBW verringert sich. Dies bedeutet also, daß man nicht einfach RBW-Werte, die im Strahlenschutz von Bedeutung sind, den relativ geringen RBW-Werten gleichsetzen kann, die bei höheren Dosen beobachtet werden. Dies ist insofern sehr wichtig, als es möglicherweise eine Erhöhung der im Strahlenschutz verwendeten Qualitätsfaktoren gegenüber dem bisher meist benutzten Wert von 10 für Neutronen erzwingen wird.

Die Dosis-RBW-Beziehungen

Das Beispiel der Mutationen in *Tradescantia* sowie die Dosiswirkungsbeziehungen für Chromosomenaberrationen, beispielsweise am Lymphocyten, sind Ausnahmefälle insofern, als sie unmittelbar die zugrundeliegende lineare und quadratische Komponente aufzeigen. In vielen anderen Fällen ist die Form der Dosiswirkungsbeziehungen durch zahlreiche andere Faktoren mitbestimmt; oft ist auch die Wahl der Effektskala willkürlich, wie etwa im Falle der Linsentrübung, bei dem es dem Beobachter freisteht, eine beliebige numerische Skala für die beobachteten Veränderungen festzulegen (13). Unter diesen Bedingungen kann das Studium der Dosiseffektkurve wenig zur Aufklärung der Wirksamkeit kleinster Strahlendosen und zum Verständnis der in diesem Dosisbereich vorherrschenden Wirkungsmechanismen beitragen. Man kann jedoch in solchen Fällen, so wie es zuerst von ROSSI (14) angeregt wurde, statt der Dosiswirkungsbeziehungen die Dosis-RBW-Beziehungen studieren. Die Abhängigkeit der RBW von der Neutronendosis ist von einfacher Form deswegen, weil sie unabhängig von der Effektskala ist, solange nur diese Effektskala dieselbe für die beiden verglichenen Strahlenarten ist. Ebenso kann man annehmen, daß zahlreiche Faktoren, die die Dosiswirkungsbeziehung beeinflussen, dabei aber in gleicher Weise für die beiden verschiedenen Strahlenarten wirken, sich herausheben, soweit es um die Dosis-RBW-Beziehung geht. Tatsächlich wurde gefunden, daß Dosis-RBW-Beziehungen für eine große Anzahl verschiedenster cellulärer und geweblicher Effekte der einfachen Form folgen, die den beiden in Abb. 2 gezeigten Kurvenverläufen entspricht (9).

Diese Beobachtungen deuten darauf hin, daß die quadratische Abhängigkeit des Zellschadens von der spezifischen Energie nicht nur für cytogenetische Effekte sondern allgemein für die Strahlenwirkung auf die Zelle gilt. Die primäre Strahlenwirkung ist also dem Quadrat der in kritischen Teilbereichen deponierten Energie proportional. Sicher handelt es sich hier nicht um eine völlig allgemeine und absolute Regel; aber es ist doch bemerkenswert, in wievielen verschiedenartigen experimentellen Systemen die charakteristische Dosis-RBW-Beziehung gefunden wurde.

Wie dieses Ergebnis zu erklären ist, wissen wir heute noch nicht. Die Tatsache, daß man es mit einer quadratischen Abhängigkeit zu tun hat, läßt natürlich an DNS-Schäden denken. Es könnte sich jedoch auch um eine Reaktion zweiter Ordnung kritischer strahlenchemischer Produkte handeln. Ein sehr wichtiger Punkt ist allerdings die sehr große Reichweite, über die die Träger dieser Reaktion miteinander wechselwirken. Es handelt sich um wenigstens 1 bis 2 µm für die meisten untersuchten Effekte. Für Chromosomenschäden sind solche Distanzen verständlich. Reichweiten dieser Größenordnung und die quadratische Abhängigkeit von der absorbierten Energie sind ebenfalls im Einklang mit Vorstellungen über das Zusammenwirken von DNS- und Membranschäden, wie sie von ALPER entwickelt wurden (15, 16). Ob jedoch auch strahlenchemische Reaktionen solche Reichweiten aufweisen können, ist eine interessante und offene Frage. Bemerkenswert ist, daß hier auf einem zweiten Wege ein Resultat erhalten wurde, das sich bereits früher in gemeinsamen Arbeiten mit HUG aus allgemeinen Überlegungen zur Interpretation der Dosiswirkungsbeziehungen ergab (3). Schon damals schlossen wir, daß die für die Inaktivierung von Säugetierzellen verantwortlichen Läsionen über mehr als 1 µm zusammenwirken müssen.

Auch ein zweites Resultat früherer Überlegungen (17) bestätigt sich in diesen jüngsten mikrodosimetrischen Studien. Dies ist die Feststellung, daß man es nicht mit wenigen Ionisationen als kritischen Treffereignissen zu tun hat. Die quadratische Abhängigkeit von der Energiekonzentration ist im Einklang damit, die Vorstellung kritischer Schwellen der Energiekonzentration aufzugeben. Die Reaktion der Zelle auf den Strahleninsult ist stochastischer Natur und der untersuchte Effekt kann daher mit geringerer oder größerer Wahrscheinlichkeit bei jeder Energiekonzentration im Kern auftreten. Um aber eine nennenswerte Wahrscheinlichkeit für die Inaktivierung der Zelle oder etwa für das Auftreten von Zwei-Bruch-Aberrationen zu erhalten, müssen Tausende von Ionisationen im Zellkern auftreten. Wenn dennoch in der mikrodosimetrischen Behandlung Einzelereignisse eine Rolle spielen, so sind dies nicht einzelne Ionisationen sondern einzelne geladene Teilchen, die im Zellkern massive Ansammlungen von Ionisationen erzeugen. All dies gilt natürlich für eukaryotische Zellen, nicht dagegen in allen Fällen für Bakterien und niemals für Viren. Da es nicht möglich ist, einen vollständigen Überblick über die bisherigen Resultate oder auch über die zahlreichen noch ungelösten Schwierigkeiten zu geben, seien zur Erläuterung lediglich einige Beispiele angeführt.

Abb. 4 gibt als Beispiel die Dosis-RBW-Abhängigkeit für die Linsentrübung an der Maus durch 430 keV Neutronen im Vergleich zu Röntgenstrahlen wieder. Die relative biologische Wirksamkeit ist als Funktion der Neutronendosis aufgetragen. Es sei hier nicht auf die Details der Experimente (13) und der statistischen Behandlung (18) eingegangen, die die Ableitung dieser sich über mehr als 3 Größenordnungen der Neutronendosis erstreckenden Kurve ermöglichten. Der wesentliche Punkt ist, daß der Kurvenverlauf genau der ist, der sich ergeben muß, wenn der zugrundeliegende primäre Schaden linear mit der Neutronendosis und quadratisch mit der Röntgenstrahlendosis verläuft. Bemerkenswert an

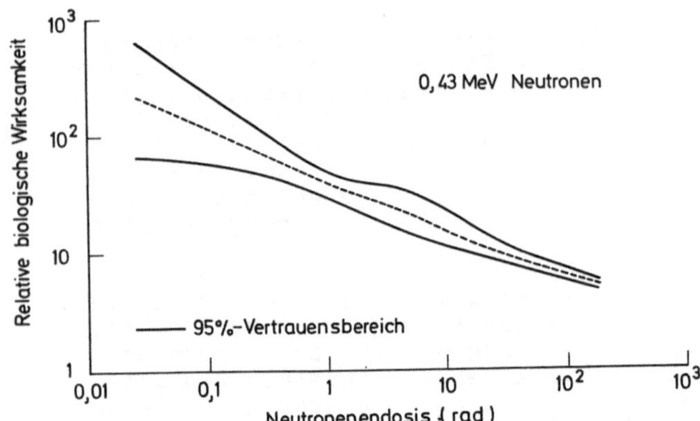

Abb. 4. Relative biologische Wirksamkeit für die Linsentrübung in der Maus durch 430 keV Neutronen im Vergleich zu Röntgenstrahlung (13, 18). Die gebrochene Linie deutet die statistische Schätzung der Dosis-RBW-Beziehung an. Die ausgezogenen Linien geben den 95%-Vertrauensbereich an

diesem Beispiel ist nicht nur, über welch großen Dosisbereich die Beziehung gilt, sondern auch, daß in diesem Fall die RBW bei niedrigen Dosen solch hohe Werte annehmen kann, daß selbst bei einer Neutronendosis von Bruchteilen eines rad noch kein Endwert erreicht zu sein scheint. Warum dies so ist, d.h. warum die mikrodosimetrisch vorausgesagten Werte um etwa den Faktor 2 übertroffen werden, ist noch nicht geklärt. Es ist jedoch Grund zu der Annahme vorhanden, daß dies mit dem Sauerstoffeffekt zu tun hat, d.h. mit der Tatsache, daß in dem nur spärlich mit Sauerstoff versorgten Linsengewebe ein selektiver Wirkungsabfall für Röntgenstrahlen auftritt, dagegen nicht für Neutronen (19).

Ein anderes Beispiel, das gerade in jüngster Zeit erhalten wurde, ist die Dosis-RBW-Beziehung für die in Hiroshima und Nagasaki verursachten Leukämiefälle. Wie ausführlich in der Literatur diskutiert ist, bestand die Strahlung in Hiroshima hauptsächlich aus Neutronen, während in Nagasaki fast ausschließlich Gammastrahlung erzeugt wurde. Bisherige Untersuchungen der Dosiswirkungskurven hatten zwar gewisse Schätzwerte für eine mittlere RBW ergeben, konnten jedoch nie nachweisen, daß die Dosiswirkungsbeziehung für Nagasaki quadratisch statt linear sei. Eine neue direkte statistische Analyse der Dosis-RBW-Beziehung hat nun einen deutlichen Hinweis auf dieselbe charakteristische Abhängigkeit ergeben, die in zahlreichen anderen Systemen beobachtet wurde, daß nämlich die RBW der Neutronen in charakteristischer Weise mit kleinerwerdender Dosis zunimmt (20).

Es ist jedoch wichtig festzustellen, daß die Dosisabhängigkeit der RBW zwar die relative Wirksamkeit dicht ionisierender Strahlung gegenüber Röntgenstrahlung bestimmt, daß sich die zugrundeliegende linearquadratische Dosisabhängigkeit der Zellschädigung jedoch nicht unbedingt in der Dosiswirkungsbeziehung für solche Effekte, wie z.B. die Karcinogenese, ausdrücken muß. In dem Beispiel der Mammatumoren der Ratte (21-23) erhält man Dosiswirkungsbeziehungen, die etwa linear für Röntgenstrahlung verlaufen, die jedoch überraschenderweise etwa mit der Quadratwurzel der Neutronendosis bei kleinsten Dosiswerten gehen. Diese Beziehung, die sich in dem flachen Verlauf der Dosiswirkungskurve in der logarithmischen Darstellung ausdrückt, ist überraschend; man kann zeigen, daß solche Dosiswirkungsbeziehungen nur möglich sind, wenn das Tumorgeschehen durch dosisabhängige gewebliche Faktoren mitbestimmt ist, also nicht allein durch geschädigte Einzelzellen ausgelöst wird (24). Weiterhin ist die Beobachtung deshalb von Bedeutung, weil sie ein Beispiel dafür ist, daß sogar die normalerweise als konservativ angesehene lineare Extrapolation zu geringen Dosen den Effekt unterschätzen kann.

Dies bedeutet nicht, daß die Strahlenschutzgesetze verschärft werden müßten. Man weiß, daß die Mammatumoren der Sprague-Dawley Ratten, die bei diesen Versuchen verwendet wurden, einen speziellen Fall insofern darstellen, als mit zunehmendem Alter der Tiere die spontane Incidenz außerordentlich hoch wird. Man könnte ebensogut entgegengesetzte Beispiele anführen, um zu zeigen, wie wenig es unser gegenwärtiges Wissen erlaubt, Beobachtungen bei höheren Dosen zu niedrigen Dosen zu extrapolieren. Die experimentellen Ergebnisse zur Tumorinduktion bedeuten lediglich, daß man bei der Extrapolation zu niedrigsten Dosen besonders bei geweblichen Effekten vorsichtig sein muß.

In den Abbildungen 5 und 6 sind die Ergebnisse eines noch nicht abgeschlossenen Versuches von SHELLABARGER (23) wiedergegeben. Als Funktion

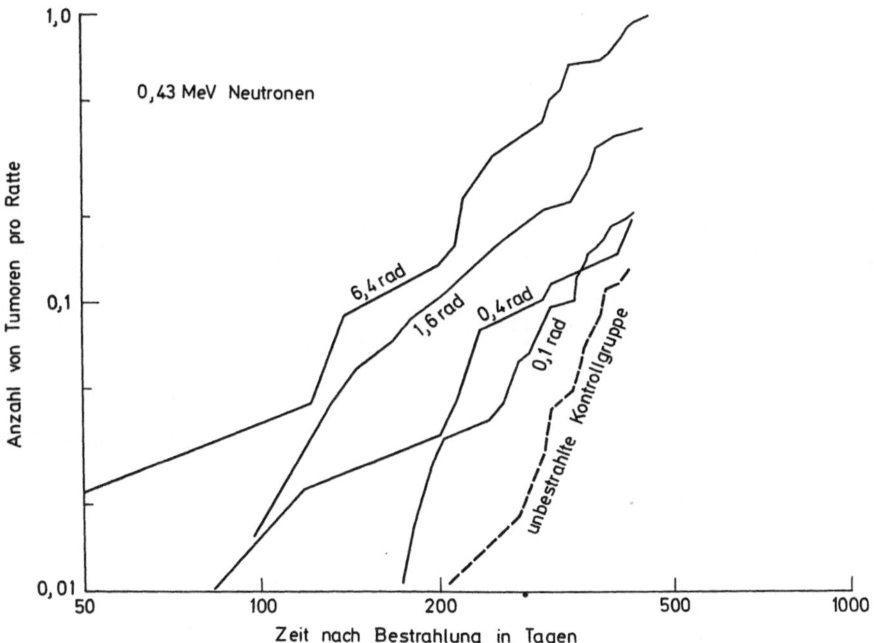

Abb. 5. Mittlere Anzahl von Mammatumoren pro Tier nach Bestrahlung von Sprague-Dawley-Ratten mit 430 keV Neutronen (23). Die Zahl der Tumoren ist bezüglich Mortalität korrigiert. Der logarithmische Maßstab der Ordinate ist um den Faktor 2 enger gewählt als der logarithmische Maßstab der Abszisse

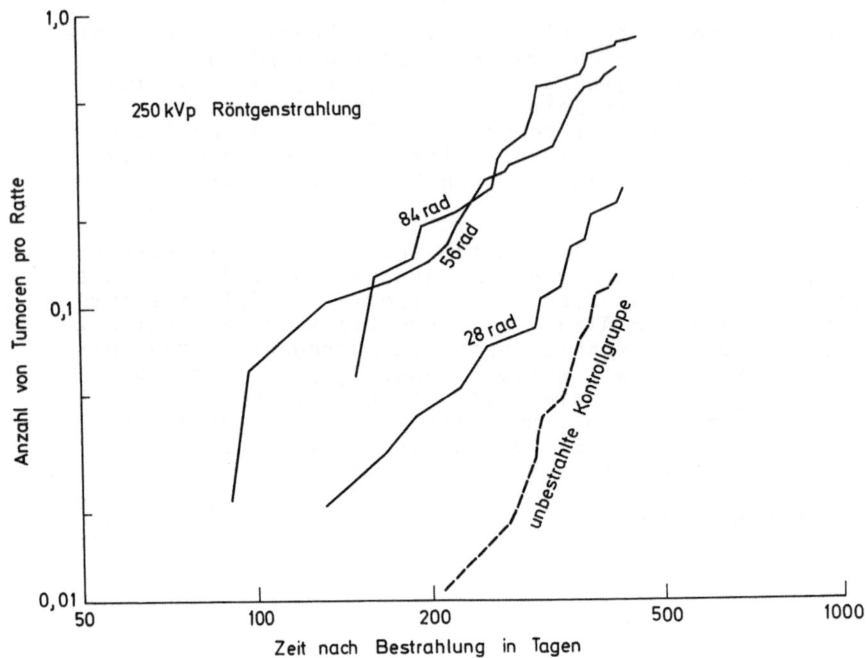

Abb. 6. Mittlere Anzahl von Mammatumoren pro Tier nach Bestrahlung von Sprague-Dawley-Ratten mit 250-kVp Röntgenstrahlen (23). Die Darstellung entspricht der Darstellung in Abb. 5

der Zeit nach Bestrahlung sind die Tumorhäufigkeiten für verschiedene Dosen von Neutronen- und Röntgenstrahlung aufgetragen. Die Analyse dieser Daten bestätigt, was über die komplizierte Form der Dosiswirkungsbeziehungen gesagt wurde. Jedoch ergibt sich, wie in Abb. 7 dargestellt, die charakteristische Dosis-RBW-Beziehung. Die Dosis-RBW-Beziehung deutet also wiederum auf die lineare und quadratische Zellschädigung hin, die in zahlreichen anderen Systemen beobachtet wurde. Bei Neutronendosen unterhalb eines rad erreicht die RBW von Neutronen Werte nahe 100; man macht die erstaunliche Beobachtung, daß bereits eine Neutronendosis von 0.1 rad eine signifikante Erhöhung der spontanen Incidenz bewirkt.

Diese Resultate, ebenso wie die Experimente von BATEMAN, führen also zu dem Schluß, daß das Verhältnis der Wirksamkeit verschiedener Strahlenarten aufgrund mikrodosimetrischer Überlegungen verstanden werden kann, selbst wenn der beobachtete Strahleneffekt aus dem Zusammenspiel zahlreicher, nicht im Einzelnen erfaßter Faktoren resultiert. Obwohl noch zahlreiche Fragen offen sind, zeichnet sich hier doch zum erstenmal die Möglichkeit einer quantitativen Behandlung der Wirksamkeit kleiner Strahlendosen ab.

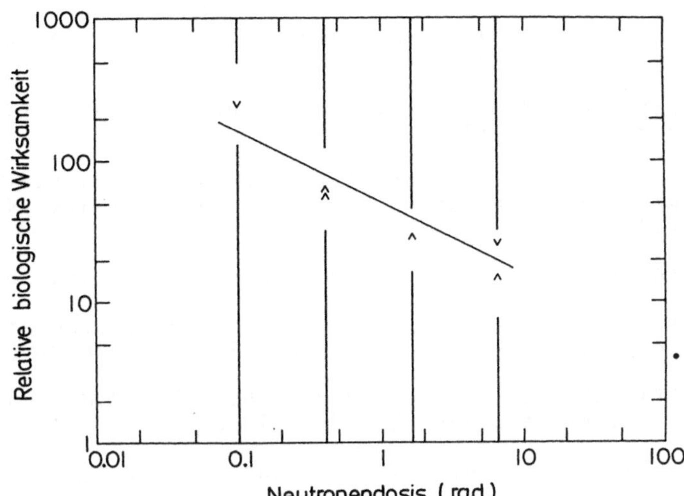

Abb. 7. Die Abhängigkeit der relativen biologischen Wirksamkeit von Neutronen für die Erzeugung von Mammatumoren der Ratte im Vergleich zu Röntgenstrahlen. Die senkrechten Linien geben die Wertebereiche der RBW an, die sich mit 95% statistischer Sicherheit ausschließen lassen. Die statistische Analyse (siehe (18)) beruht auf den in Abb. 5 und 6 dargestellten Beobachtungen

LITERATUR

1. SPARROW, A.H., UNDERBRINK, A.G. ROSSI, H.H.: Sience 176, 916 (1972).

2. ROSSI, H.H.: Adv. in Biol. and Med. Physics 11, 27 (1967).

3. HUG, O. KELLERER, A.M.: Stochastik der Strahlenwirkung. Berlin, Heidelberg, New York: Springer 1966.

4. CHMELEVSKY, D., CHEMTOB, M., PARMENTIER, N.C.: Microdosimetrie et formation de chromosomes dicentriques dans les lymphocytes humains irradies in vitro. Third Symposium on Microdosimetry, Stresa, October 18-22, 1971.

5. BAUCHINGER, M. SCHMID, E.: Mut. Res. 20, 107 (1973).

6. SCHMID, E., RIMPL, G., BAUCHINGER, M.: Dose-Response Relation of Chromosome Aberrations in Human Lymphocytes after in vitro irradiation with 3 MeV Electrons. Radiat. Res. 57, 228 (1974).

7. BRENOT, J., CHEMTOB, M., CHMELEVSKY, D., FACHE, P., PARMENTIER, N., SOULIE, R., BIOLA, M.T., HAAG, J., LE GÔ, R., BOURGUIGNON, M., COURANT, D., DACHER, J., DUCATEZ, G.: Aberrations chromosomiques et microdosimetrie. Proc. IV. Symp. Microdosimetry, Verbania, 1973, Euratom, im Druck.

8. KELLERER, A.M., HUG, O.: Theory of dose-effect relations. In: Hand-

buch der Medizinischen Radiologie, Bd. II/3, S. 1. Berlin, Heidelberg, New York: Springer 1972.

9. KELLERER, A.M., ROSSI, H.H.: Current Topics in Radiat. Res. Quarterly 8, 85 (1972).

10. IRCU. Radiation Quantities and Units, Report-19, International Commission on Radiation Units and Measurements (Washington, D.C.) (1971).

11. ROSSI, H.H.: Radiation Dosimetry 1, 43, New York: Acad. Press (1968).

12. KELLERER, A.M.: Mikrodosimetrie, Grundlagen einer Theorie der Strahlenqualität. Bericht B-1 der GSF, Neuherberg (1968).

13. BATEMAN, J.L., ROSSI, H.H., KELLERER, A.M., ROBINSON, C.V., BOND, V.P.: Radiat. Res. 51, 381 (1972).

14. ROSSI, H.H.: Phys. in Med. and Biology 15, 255 (1970).

15. ALPER, T.: Mechanisms of Lethal Radiation Damage to Cells. In: Proc. 2nd Symp. Microdosimetry, H.G. EBERT, ed., Brussels (1970).

16. ALPER, T. In: Proc. Symp. on the Effects of Neutron Irradiation upon Cell Function, Neuherberg (Munich), IAEA (1973), im Druck.

17. HUG, O., KELLERER, A.M.: Biophysik 1, 20 (1963).

18. KELLERER, A.M., BRENOT, J.: Radiat. Res. 55, 28 (1973).

19. ROSSI, H.H.: In: Proc. 3rd Symp. Microdosimetry, H.G. EBERT,ed., Euraton (1972).

20. ROSSI, H.H., KELLERER, A.M.: The Validity of Risk Estimates of Leukemia Incidence Based on Japanese Data. Radiat. Res., im Druck.

21. BOND, V.P., CRONKITE, E.P., LIPPINCOTT, S.W., SHELLABARGER, C.J.: Radiat. Res. 12, 272 (1960).

22. ROSSI, H.H., KELLERER, A.M.: Science 175, 200 (1972).

23. SHELLABARGER, C.J., KELLERER, A.M., ROSSI, H.H., GOODMAN, L.J., BROWN, R.D., MILLS, R.E., RAO, A.R., SHANLEY, J.P., BOND, V.P.: Rat Mammary Carcinogenesis Following Neutron- or X-radiation. In Symp. on the Effects of Neutron Irradiation upon Cell Function, Munich, 1973, IAEA, im Druck.

Cytogenetische Untersuchungen an Lymphocyten nach Bestrahlung

M. BAUCHINGER

Es ist seit langem bekannt, daß Chromosomenaberrationen spontan und in geringer Zahl in somatischen Zellen und Keimzellen von Pflanzen und Tieren auftreten. Ende der zwanziger Jahre konnten MULLER und STADLER nachweisen, daß durch ionisierende Strahlen die Zahl dieser Aberrationen beträchtlich erhöht werden kann.

Rund 30 Jahre nach dieser Entdeckung hatte man spezielle Methoden zur Züchtung verschiedenster Gewebe und zur Präparation der Chromosomen von Säugern entwickelt. Den entscheidenden Fortschritt für die Humancytogenetik brachte jedoch die 1960 von MOORHEAD et al. ausgearbeitete Technik der Kurzzeitkultur von peripheren kleinen Lymphocyten. Mit ihrer Hilfe konnten nun auch die im lebenden Organismus induzierten Chromosomenveränderungen in größerem Ausmaß studiert werden. Dies trifft insbesondere für die Erforschung strahleninduzierter Chromosomendefekte zu. Bis auf wenige Ausnahmen sind die wichtigsten Erkenntnisse auch an Lymphocyten gewonnen worden.

Die Technik der Blutkultur ist heute bereits zu einer Routinemethode geworden und es bedarf dazu keiner besonderen Erläuterungen. In Kürze spielt sich dabei folgendes ab: Aus ca. 10 ml Armvenenblut wird durch Sedimentation der roten Blutkörperchen das lymphocytenhaltige Plasma gewonnen. Dieses wird zusammen mit einem speziellen Nährmedium und Phytohämagglutinin (einem mitogenem Extrakt aus der Pferdebohne Phaseolus) für 2 Tage bei 37 °C bebrütet. Während dieser Zeit transformieren sich die kleinen Lymphocyten in blastenartige Zellen und treten in Mitosen ein. Die Chromosomen werden im Metaphasestadium dargestellt.

Neben dieser Standardmethode sind auch bereits Mikroverfahren entwickelt, die es ermöglichen, aus wenigen Tropfen Blut die Chromosomenpräparation von Hunderten von Zellen durchzuführen.
Die Analyse der Wirkung ionisierender Strahlen auf die Chromosomenstruktur von Lymphocyten kann unter verschiedenen Aspekten durchgeführt werden.

In ihrer grundlegenden Form wird eine detaillierte Beschreibung der morphologischen Veränderungen gegeben. Ein weiterer Schritt ist die Darstellung von Dosis-Wirkungs-Beziehungen. Die Untersuchung von Primärprozessen, die zur Entstehung der Aberrationen führen, ist schließlich die speziellste Form einer solchen Analyse.

Wir wollen mit der Beschreibung der Aberrationen beginnen. Es können 3 Aberrationstypen unterschieden werden:

1. Chromosomenaberrationen
2. Chromatidaberrationen
3. Subchromatidaberrationen

Ihre Entstehung läßt sich im allgemeinen auf zwei Grundmechanismen zurückführen:

1. den einfachen Bruchstückverlust (Beispiele: Deletion, acentrisches Fragment)

2. den Strukturumbau der innerhalb ein und desselben Chromosoms bzw. der Chromatide oder zwischen verschiedenen Chromosomen bzw. Chromatiden erfolgen kann (Beispiele: Ringe, multicentrische Chromosomen, atypische Chromosomen).

Durch Bestrahlung der Zellen in der G_1-Phase, also der präreplikativen Phase des Zellcyclus werden bevorzugt Aberrationen vom Chromosomentyp induziert. Erfolgt die Bestrahlung nach der Verdopplung der Chromatinstrukturen, also in der G_2-Phase, entstehen bevorzugt Aberrationen vom Chromatidtyp. Subchromatidaberrationen werden in einem Abschnitt der Mitose nämlich der Prophase induziert, in dem die Chromosomen bereits lichtmikroskopisch sichtbar sind. Sie betreffen Untereinheiten der Chromatiden und wurden nach Bestrahlung in menschlichen Lymphocyten bisher nicht beobachtet.

Bei den zahlreichen experimentellen Befunden über strahleninduzierte Chromosomenaberrationen steht der eingangs erwähnte zweite Aspekt unter dem eine Chromosomenanalyse durchgeführt werden kann im Mittelpunkt: die Darstellung der Dosis-Wirkungs-Beziehung. Sie stellt einmal eine wesentliche Grundlage für alle Interpretationsversuche zur Entstehung von Chromosomenaberrationen dar, zum anderen kommt ihr dann eine entscheidende Bedeutung zu, wenn man versucht die Aberrationsausbeute als quantitativen biologischen Indikator einer Strahlenexposition in vivo und der dabei absorbierten Dosis zu benutzen. Eine solche Form der "biologischen Dosimetrie" (BENDER hat schon 1962 diesen Gedanken geäußert) könnte vor allem für die medizinische Strahlenschutzüberwachung bei beruflicher Strahlenexposition oder nach Strahlenunfällen angewendet werden.

Die Voraussetzung für eine sinnvolle Dosisabschätzung einer Bestrahlung in vivo mit Hilfe des Chromosomenschadens, ist eine genaue Kenntnis der Dosis-Wirkungs-Beziehung bei definierten und übersichtlichen Bestrahlungsbedingungen in vitro. Zu diesem Zweck werden Dosis-Wirkungs-Kurven unter standardisierten Expositions- und Kulturbedingungen erstellt. Wie erwähnt, sind Lymphocytenkulturen hierzu die Methode der Wahl.

Zur mathematischen Definition solcher Kurven versucht man die experimentell gewonnenen Daten (als Maß der Strahlenwirkung wird meist die Häufigkeit dicentrischer Chromosomen pro Zelle verwendet, da dieser Aberrationstyp am einfachsten erkannt und beurteilt werden kann und in Kontrollen praktisch nicht beobachtet werden kann) verschiedenen theoretischen Modellen der Dosis-Wirkung-Beziehung mit möglichst guter statistischer Sicherheit anzupassen. Diese Modelle wurden aufgrund von Überlegungen über die Mechanismen der Aberrationsinduktion entwickelt und basieren auf der Grundlage biophysikalischer und treffertheoretischer Überlegungen. SAX und LEA haben hierzu an pflanzlichen Objekten die experimentelle Pionierarbeit geleistet.

Nimmt man an, daß zur Auslösung einer bestimmten Aberration, sagen wir z.B. einer terminalen Deletion die Energiedeposition eines Partikels ausreicht, so ist eine lineare Dosis-Wirkungs-Beziehung zu erwarten. Bei dicht ionisierenden Strahlen, wie etwa Neutronen, ist für sämtliche Aberrationstypen (z.B. also auch für dicentrische Chromosomen, zu deren Erzeugung zwei Primärläsionen notwendig sind) die Dosis-Wirkungs-Beziehung meist linear. Bei Verwendung von locker ionisierenden Strahlen sollten "Zweibruchaberrationen" nach einer D^2-Beziehung mit der Dosis zunehmen, wenn man annimmt, daß die beiden Primärläsionen jeweils durch zwei voneinander unabhängige Bahnspuren induziert werden. In vielen Experimenten ergaben sich aber, weder lineare, noch rein quadratische Beziehungen. Vielmehr waren die Befunde besser mit Hilfe einer Potenzfunktion zu beschreiben deren Dosisexponent n, in doppelt-logarithmischer Darstellung der Steigung der Regressions-Geraden entspricht $y = kD^n$. Je nachdem, ob nun dieser Dosisexponent näher bei 1 oder bei 2 liegt, wird oft versucht, daraus auf einen mehr linearen oder mehr quadratischen Verlauf der Dosis-Wirkungs-Beziehung zu schließen. Dies ist jedoch nicht besonders exakt, da man nur eine gemittelte Steigung der Regressionsgeraden erhält, die sich aus der Überlagerung linearer und quadratischer Anteile ergibt.

Eine solche Überlagerung berücksichtigt das linear-quadratische Modell $y = \alpha D + \beta D^2$. Danach können Primärläsionen von "Zweibruchaberrationen" (als Beispiel sollen wieder dicentrische Chromosomen gelten) entweder von einem einzigen ionisierenden Teilchen induziert werden (lineare Komponente, αD) oder aber durch zwei voneinander unabhängige Teilchen (quadratische Komponente, βD^2) erzeugt werden. Der Quotient $\frac{\alpha}{\beta}$ besitzt die Dimension einer Dosis und bezeichnet jene Dosis, bei der linearer und quadratischer Anteil gleich groß sind. Auf diese Weise kann eindeutig eine Dosis angegeben werden unterhalb der die lineare Komponente, oberhalb der die quadratische Komponente überwiegt (Abb. 1).

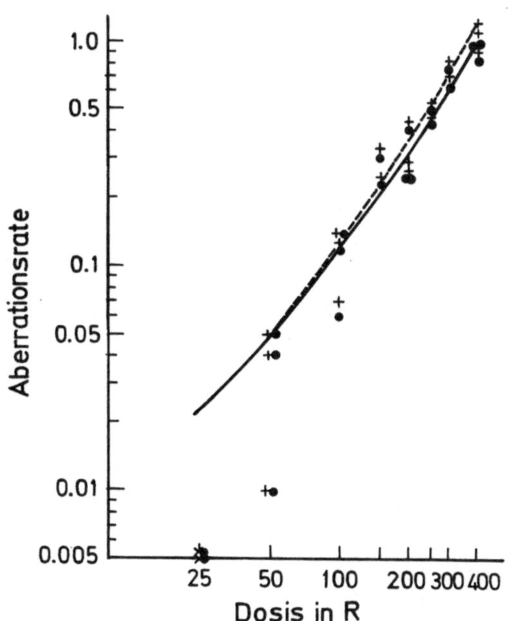

Abb. 1. Linear-quadratische Dosis-Wirkungs-Beziehung für dicentrische Chromosomen (•) bzw. dicentrische Chromosomen + Ringchromosomen (+) $\frac{\alpha}{\beta} \approx 190$ R bzw. ≈ 200 R. (Nach SCHMID et al., 1972)

Die Aberrationsausbeute für Translokationen wird auch von Zeit- und Raumfaktor beeinflußt. D.h. die zum Strukturaustausch notwendige Wechselwirkung zwischen zwei Primärläsionen kann nur erfolgen, wenn diese innerhalb kurzer Zeit entstehen und räumlich nahe genug beieinanderliegen. Bei fraktionierter oder protrahierter Bestrahlung mit locker ionisierenden Strahlen ist mit einer Verringerung des Effekts zu rechnen. Auch eine Verringerung der Dosisleistung wirkt sich in dieser

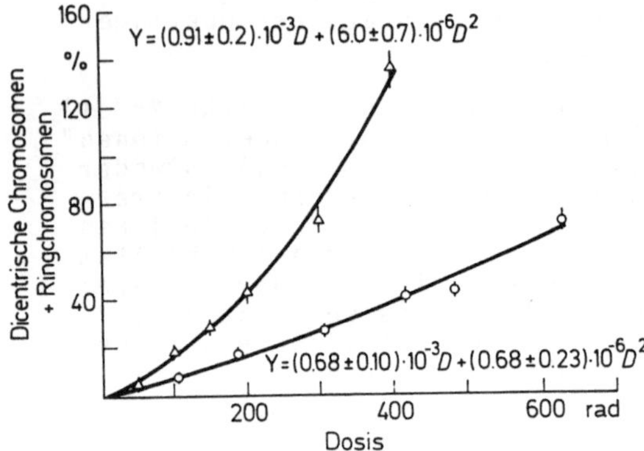

Abb. 2. Linear-quadratische Dosis-Wirkungs-Beziehung für eine akute Röntgenbestrahlung (Δ) und chronische ^{137}Cs-γ-Bestrahlung (o). (Nach BREWEN u. LUIPPOLD, 1971)

Richtung aus. Abb. 2 zeigt Dosis-Wirkungs-Kurven für dicentrische Chromosomen und Ringe nach akuter Röntgenbestrahlung (180kV) und chronischer ^{137}Cs-γ-Strahlung (24 Std.) aus einem Experiment von BREWEN und LUIPPOLD (1972). Es ist klar ersichtlich, daß nach chronischer Bestrahlung der Effekt deutlich verringert ist und daß in der linear-quadratischen Beziehung, vor allem die quadratische Komponente (Wechselwirkung von zwei Primärläsionen!) signifikant kleiner ist.

Die Beziehung zwischen Strahlendosis, Strahlenqualität und Aberrationshäufigkeit zeigt Abb. 3. Die Daten stammen aus in vitro Versuchen von SASAKI (1971). Die am wenigsten wirksame Strahlung (bewertet wurden hier dicentrische Chromosomen und Ringe) waren 1.9 MeV-Röntgenstrahlen, wirksamer waren ^{60}Co-γ-Strahlen und 200 kV Röntgenstrahlen. Die höchste Aberrationsausbeute wurde mit Neutronen erzielt, wobei 2.03 MeV Neutronen wirksamer waren als 14.1 MeV Neutronen.

Ein weiterer Unterschied zwischen den verschiedenen Strahlenqualitäten fällt bezüglich des Dosisexponenten, also der Steigung der Regressionsgeraden in dieser doppeltlogarithmischen Darstellung auf. Während Neutronen eine lineare Beziehung (n = 1.0 bzw. 1.09) ergaben, steigen die Dosisexponenten für 200 kV Röntgenstrahlen auf 1.66, für ^{60}Co-γ-Strahlen auf 1.78 und für 1.9 MeV Röntgenstrahlen auf 2.04 an.

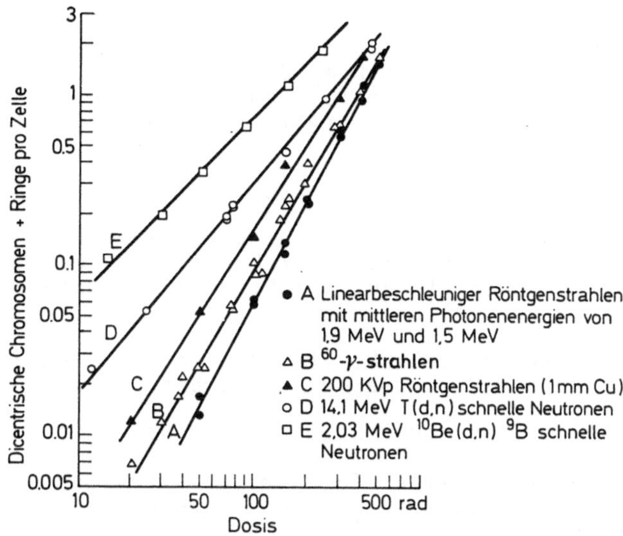

Abb. 3. Dosis-Wirkungs-Beziehung für dicentrische Chromosomen + Ringe für verschiedene Strahlenqualitäten. (Nach SASAKI, 1971)

Die unterschiedliche biologische Wirksamkeit (relative biologische Wirksamkeit, RBW) verschiedener Strahlenqualitäten wird somit auch bei der Chromosomenanalyse deutlich. Da auf RBW-Studien nicht näher eingegangen werden kann, soll für einen kurzen Einblick die Angabe von 2 RBW Werten genügen. So ergab sich für die Erzeugung von dicentrischen Chromosomen durch ^{60}Co-γ-Strahlen im Vergleich zu 200 kV Röntgenstrahlen ein Wert von 0,8, während Spaltneutronen (mittlere Energie 0,7 MeV) gegenüber 250 kV Röntgenstrahlen 3 - 4 mal wirksamer waren (SCOTT et al., 1970).

Aus den behandelten in-vitro-Experimenten ist ersichtlich, daß prinzipiell klare Beziehungen zwischen der induzierten Aberrationshäufigkeit und der absorbierten Dosis bestehen. Nun stellt sich aber die Frage, ob es möglich ist, den Chromosomenschaden, der in den Lymphocyten einer bestrahlten Person beobachtet wird, zu der aufgenommenen Dosis in eine sinnvolle Beziehung zu bringen. Eine Edingburgher Arbeitsgruppe um BUCKTON (1967, 1969, 1971) hat die Korrelation zwischen Aberrationsausbeute und Dosis bei weitgehend homogener räumlicher und zeitlicher Dosisverteilung nach therapeutischer Ganzkörperbestrahlung untersucht. Bei einem Vergleich der Aberrationsraten in Blutproben von ganzkörperbestrahlten Carcinompatienten (2MeV Röntgenstrahlen, Dosen 17 - 50 R) mit jenen aus unbestrahlten Blutproben, die in vitro bei identischen Bestrahlungsbedingungen exponiert wurden, ließen sich keine signifikanten Unterschiede feststellen. Dies wird durch eigene noch unveröffentlichte Befunde nach ^{60}Co-γ-Bestrahlung (10, 19, 29 rad) bestätigt.

Die Ergebnisse können als Hinweis dafür angesehen werden, daß es prinzipiell sinnvoll ist, die Aberrationshäufigkeit in menschlichen peripheren Lymphocyten als quantitativen, biologischen Indikator zu verwenden.

In den meisten Fällen in denen es zu einer Strahlenexposition kommt, wird man es jedoch nur mit einer Teilkörperbestrahlung zu tun haben. Die Darstellung von exakten Dosis-Wirkungs-Beziehungen wird dadurch notwendigerweise kompliziert, wenn wir uns vergegenwärtigen, wie viele Faktoren hierbei die Aberrationsausbeute beeinflussen können. Hier die wichtigsten:

1. die inhomogene räumliche Dosisverteilung

2. Austauschprozesse zwischen lymphatischen Geweben und peripherem Blut. (Sicher ein sehr wichtiger Punkt, wenn man daran denkt, daß verschiedene Zellcompartements nicht oder mit unterschiedlichen Dosen bestrahlt wurden).

3. Eine unterschiedliche Strahlenempfindlichkeit verschiedener Entwicklungsstadien oder ganzer Subpopulationen von Lymphocyten.

4. Das Auftreten von Erholungs- und Selektionsprozessen.

Trotz dieser bei einer Teilkörperbestrahlung vorherrschenden besonderen Verhältnisse, konnten aber schon eindeutige Korrelationen zwischen der aufgenommenen Strahlendosis und dem Chromosomenschaden in den Lymphocyten dargestellt werden. So etwa für den Verlauf einer ^{60}Co-γ-Therapie bei Spondylitis Patienten, Abb. 4 (BUCKTON et al., 1967) oder bei beruflicher Strahlenexposition für eine Gruppe von 34 Radiumschwestern in eigenen Versuchen, Abb. 5 (BAUCHINGER et al., 1970). Relativ gute Übereinstimmung von physikalischer Dosismessung und biologischer Dosisabschätzung konnte bei drei Patienten erzielt werden,

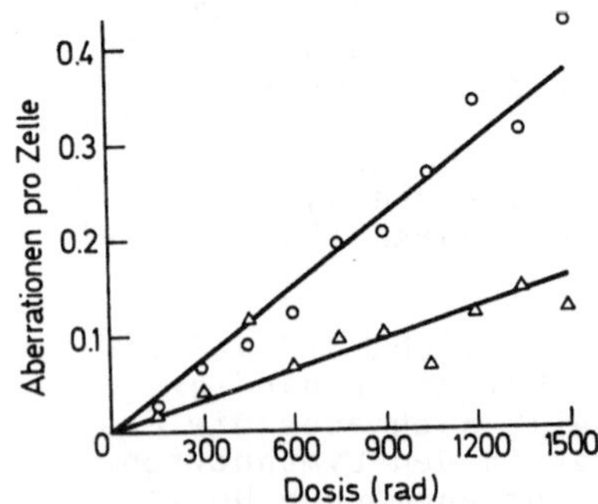

Abb. 4. Dosis-Wirkungs-Beziehung für acentrische Fragmente Δ, dicentrische Chromosomen und Ringe o, im Verlauf einer Strahlentherapie (Teilkörperbestrahlung) von Spondylitis-Patienten. (Nach BUCKTON et al., 1967)

deren Blut vor einer Nierentransplantation extrakorporal bestrahlt worden war, Tabelle 1 (WINKELSTEIN et al., 1967). Die Dosisabschätzungen basieren in dieser Untersuchung auf der Annahme einer rein quadratischen Dosis-Wirkungs-Beziehung für dicentrische Chromosomen.

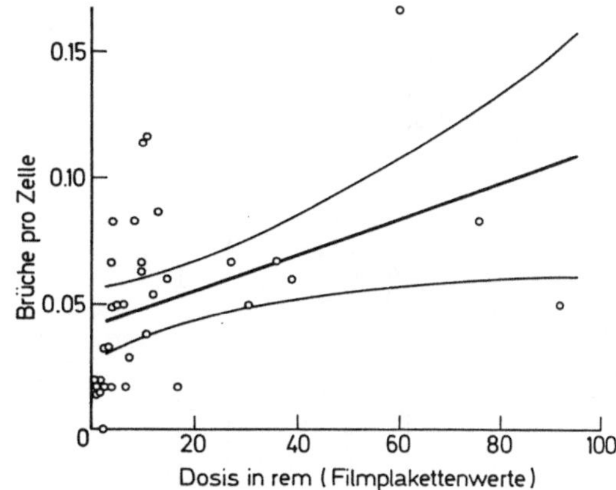

Abb. 5. Dosis-Wirkungs-Beziehung für beruflich strahlenbelastete Schwestern. Die gebogenen Linien stellen den 95 % Vertrauensbereich für die Regressionslinie dar. (Nach BAUCHINGER et al., 1970)

Tabelle 1. Extrakorporale Bestrahlung. Physikalische Dosis und Dosisabschätzung auf Grund der Häufigkeit dicentrischer Chromosomen in peripheren Lymphocyten

a) Physikalische Dosis, berechnet auf Grund der Durchflußgeschwindigkeit und des Blutvolumens bei der Passage durch das Bestrahlungssystem

b) Physikalische Dosis, abgeschätzt auf Grund des Blutvolumens, der Durchflußgeschwindigkeit und der Bestrahlungsdauer

c) Dosisabschätzung auf Grund der Häufigkeit von dicentrischen Chromosomen in 200-300 Metaphasen von Blutlymphocyten unmittelbar nach Bestrahlung (Nach WINKELSTEIN et al., 1967)

	Berechnete physikalische Gesamtdosis	Dosisabschätzung auf Grund der Häufigkeit dic. Chromos. (80% Vertrauensbereich)
A. In vitro-Untersuchung: Blutprobe nach einer Passage durch das Bestrahlungssystem (^{90}Sr-^{90}Y). Durchflußgeschwindigkeit 3,0-15,7 ml/min	450[a]	440-490
	565[a]	510-565
	295[a]	245-310
	148[a]	115-175
B. In vivo-Untersuchung: Blutprobe unmittelbar nach einer 4-8stündigen extrakorporalen Bestrahlung (mehrere Passagen)	120[b]	145[c]
	120[b]	180[c]
	240[b]	230[c]

Von SASAKI und MIYATA (1968) stammen Untersuchungen bei 51 Überlebenden der Atombombenexplosionen auf Hiroshima und Nagasaki. Abb. 6 zeigt

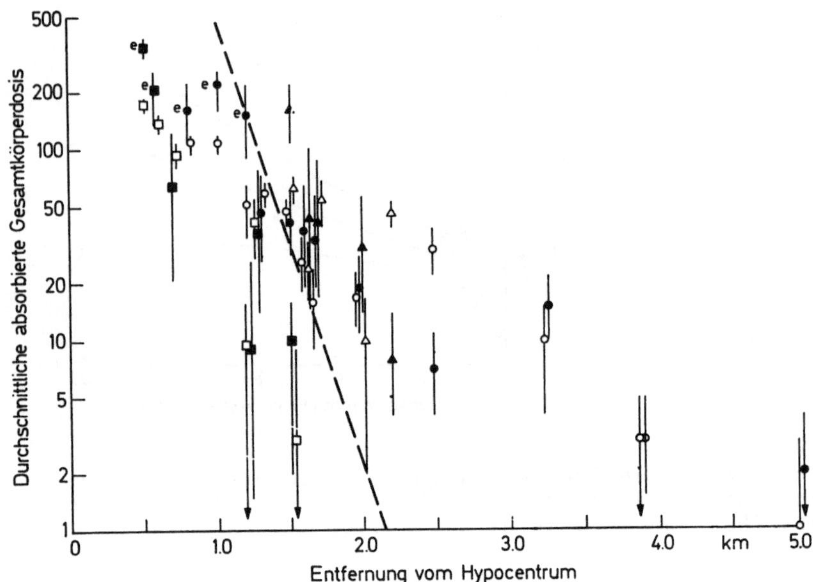

Abb. 6. Kernwaffenexplosionen. Durchschnittliche absorbierte Gesamtkörperdosis, abgeschätzt nach der Häufigkeit von Chromosomenaberrationen. Die vertikalen Linien durch jeden Punkt entsprechen den 50% Konfidenzbereichen. Die gestrichelte Linie gibt die nach physikalischen Methoden abgeschätzte Dosis in Luft an. e kennzeichnet Überlebende mit einer Epilation. Durch Dreiecke, Kreise und Quadrate sind die direkt Exponierten bzw. durch Holz- oder Betonhäuser abgeschirmten Überlebenden bezeichnet. (Nach SASAKI u. MIYATA, 1968)

die durchschnittliche absorbierte Ganzkörperdosis in verschiedenen Abständen vom Hypozentrum wie sie auf Grund der Häufigkeit von Chromosomenaberrationen abgeschätzt wurde. Sie stimmt gut mit der nach physikalischen Methoden abgeschätzten Dosis in Luft überein.

Als dritter Aspekt unter dem die Analyse der Wirkung ionisierender Strahlen auf die Chromosomenstruktur betrieben werden kann, wurde am Anfang die Untersuchung von Primärprozessen, die zur Entstehung der Aberrationen führen, genannt.

Die Untersuchung solcher Primärprozesse setzt sowohl Verständnis für die biologischen Vorgänge im Zellkern, als auch für die physikalischen Ereignisse der Energiedeposition in diesen kritischen Bereichen voraus. LEA hat in den 40 Jahren bei pflanzlichen Objekten den Weg für solche Analysen bereitet. ROSSI (1967, 1968) entwickelte in den 60er Jahren ein Konzept zur Beschreibung mikroskopischer Muster der absorbierten Energie. 1966 zeigten HUG und KELLERER schließlich die Anwendung der Mikrodosimetrie auf zytologische Beobachtungen, insbesondere für die Inaktivierung von Säugerzellen in vitro, auf. Neuerdings werden mikrodosimetrische Konzepte auch zur Analyse von Primärprozessen in Lymphocyten benutzt.

Erste Ergebnisse liegen von einer französischen Arbeitsgruppe (CHMELEVSKY et al., 1971) nach 60 Co-γ- und Neutronenbestrahlung, sowie aus unserem Institut (BAUCHINGER und SCHMID, 1973) nach Röntgenbestrahlung vor. Es würde hier zu weit führen, die doch sehr speziellen Befunde im Detail zu erläutern. Deshalb nur eine kurze Zusammenstellung der wichtigsten Ergebnisse. Analog zu der Inaktivierung von Säugerzellen läßt sich auch z.B. für die Erzeugung eines dicentrischen Chromosoms nachweisen, daß der mikroskopischen Energieverteilung im Zellkern eine entscheidende Bedeutung zukommt. Darüber hinaus kann man zeigen, daß bei solchen Translokationsprozessen mehrere Absorptionsereignisse innerhalb einer empfindlichen Region (z.B. einem sog. "site" im Zellkern) über eine Entfernung der Größenordnung 1μ zusammenwirken müssen.

Der vorliegende Beitrag sollte einen kurzen Überblick über die verschiedenen Aspekte vermitteln, unter denen cytogenetische Untersuchungen an bestrahlten Lymphocyten durchgeführt werden können. Viele Punkte konnten nur angeschnitten werden, es sollte aber deutlich gemacht werden, daß die Strahlencytogenetik beim Menschen längst über eine rein deskriptive Phase hinausgekommen ist. Sie kann heute sowohl in der angewandten Forschung - auf dem Gebiet des Strahlenschutzes -, als auch in der Grundlagenforschung - auf dem Gebiet der Mikrodosimetrie -, wertvolle Ergebnisse liefern.

LITERATUR

1. BAUCHINGER, M.: In: Handbuch der medizinischen Radiologie, Bd. II Strahlenbiologie 3, Berlin, Heidelberg, New York: Springer 1972.

2. BAUCHINGER, M., SCHMID, E.: Mutat. Res. 20, 107 (1973).

3. BAUCHINGER, M., SCHMID, E., HUG, O.: Int. Atomic Energy Agency. Symposium on new developments in physical and biological radiation detectors. Vienna SM-143/13, 23.-27.11.1970.

4. BENDER, M.A., GOOCH, P.C. Proc. nat. Acad. Sci. Wash. 48, 522 (1962).

5. BUCKTON, K.E., LANGLANDS, A.O., SMITH, P.G., McLELLAND, J.: In: Human Radiation Cytogenetics, EVANS, H.J., COURT-BROWN, W.M., McLEAN, A.S., eds., Amsterdam: North Holland Publishing Co., 1967, S. 122.

6. COURT-BROWN, W.M., SMITH, P.G., LOOBY, P.C., WOODCOCK, G.E.: Proc. Symp. Athens Int. Atomic Energy Agency, 1969, S. 135.

7. COURT-BROWN, W.M., LANGLANDS, A.O., SMITH, P.G., WOODCOCK, G.E., LOOBY, P.C., McLELLAND, J.: Int. J. Radiat. Biol. 19, 369 (1971).

8. CHMELEVSKY, D., CHEMTOB, M., PARMENTIER, N.C.: Third Symposion on Microdosimetry, Stresa, october 18-22, 1971.

9. BREWEN, J.G., LUIPPOLD, H.E.: Mutat. Res. 12, 305 (1971).

10. COURT-BROWN, W.M.: Proc. Roy. Soc. Edinb. 70, 125 (1968).

11. HUG, O., KELLERER, A.M.: Stochastik der Strahlenwirkung, Berlin, Heidelberg, New York: Springer 1966.

12. KELLERER, A.M., ROSSI, H.H.: Current Topics in Radiat. Res., 8, 85 (1972).

13. LEA, D.E.: Actions of radiations on living cells, Cambridge University Press, Cambridge 1946.

14. MOORHEAD, P.S., MELLMAN, W.J., BATTIPS, D.M., HUNGERFORD, D.A.: Exp. Cell. Res. 20, 613 (1960).

15. MULLER, H.J.: Science 66, 84 (1927).

16. ROSSI, H.H.: Adv. in Biol. and Med. Physics 11, 27 (1967).

17. ROSSI, H.H.: Radiation Dosimetry. New York: Acad. Press 1, S. 43 (1968).

18. SASAKI, M.S.: In: Biol. Aspects of radiation protection (SUGAHARA, T., HUG, O. Eds.), Proc. Int. Symp. Kyoto 1969. Igaku Shoin Ltd. Tokyo, 1971.

19. SASAKI, M.S., MIYATA, H.: Nature (Lond.) 220, 1189 (1968).

20. SAX, K.: Genetics 23, 494 (1938).

21. SAX, K.: Proc. Nat. Acad. Sci. (U.S.) 25, 225 (1939).

22. SAX, K.: Genetics 25, 41 (1940).

23. SAX, K.: Cold Spring Harbor Symp. Quant. Biol. 9, 93 (1941).

24. SCHMID, E., BAUCHINGER, M., HUG, O.: Mutat. Res. 16, 307 (1972).

25. STADLER, L.J.: Science 68, 186 (1928).

26. WINKELSTEIN, A., CRADDOCK, C.G., MARTIN, D.C., LIBBY, R.L., NORMAN, A., SASAKI, M.S.: Radiat. Res. 31, 215 (1967).

Die Zelle hilft sich dagegen, indem sie die Schäden am DNS-Molekül zum großen Teil wieder beseitigt, und man hat gerade an lymphatischen Zellen die wesentlichen Beobachtungen hierzu gemacht. Brüche des Nucleotidstranges werden rasch wieder geheilt (11) und schadhafte Stellen im DNS-Strang mit einer veränderten Information werden durch die sogenannte Reparatursynthese wieder entfernt (1, 12, 13). Diese beiden Reaktionen, die Bruchheilung und die Reparatursynthese, haben wir nun im einzelnen an lymphatischen Zellen untersucht.

Unser Untersuchungssystem waren Thymocyten aus der Ratte, die man in großer Zahl leicht gewinnen und auch für einige Tage unter Kulturbedingungen halten kann. Bestrahlt man solche Zellen, isoliert aus ihnen die DNS und bestimmt die Zahl der Brüche, so findet man eine lineare Beziehung für die Brüche des Einzelstrangs und die des Doppelstrangs (3). Aus dieser Linearität dürfen wir den Schluß ziehen, daß in der Zelle ein einzelnes Ereignis der Energieabsorption zum Bruch des Doppelstrangs führt, wobei im Durchschnitt etwa 60 eV abgegeben werden. Weiter ist aus diesen Ergebnissen zu entnehmen, daß bereits nach 5 Röntgen ein Doppelstrangbruch irgendwo im Genom des Lymphocyten entstanden ist und etwa 20 Einzelstrangbrüche.

Die Heilung von Einzelstrangbrüchen verläuft in den verschiedenen Zellarten ziemlich ähnlich, sei es in rasch proliferierenden Zellen, in Tumorzellen oder in den von uns untersuchten lymphatischen Zellen. Zuerst erfolgt eine sehr rasche Abnahme der Bruchhäufigkeit, die später immer langsamer wird. Man hat aus einer Reihe von Beobachtungen schließen können, daß verschiedene Mechanismen bei dieser Bruchheilung beteiligt sind (14). Ein Teil der Brüche wird lediglich durch ein besonderes Enzym, durch die Ligase, wieder verknüpft, bei den anderen sind mehrere enzymatische Reaktionen notwendig, bevor die Kette wieder geschlossen werden kann.

Versucht man nachzuweisen, ob Ligase tatsächlich einen Teil der strahlenbedingten Brüche heilen kann, so muß man einen mehrstufigen Einsatz von verschiedenen Enzymen vorsehen. Das 5'-Bruchende wird hierbei mit radioaktivem Phosphat markiert und gelangt dann nach Schluß der Kette durch die Ligase ins Innere des Nucleotidstrangs (6). Mit Hilfe dieser Methode kann man zeigen, daß strahlenbedingte Einzelstrangbrüche in vitro nur zu einem Drittel durch Ligase geschlossen werden können (Abb. 1). Dieser Anteil entspricht auch etwa den Beobachtungen an Zellen, nach denen das erste Drittel der Brüche sehr rasch innerhalb weniger Minuten geheilt wird.

Zur Erklärung der Heilung der übrigen Brüche, die durch Ligase nicht unmittelbar geschlossen werden können, müssen wir uns vergegenwärtigen, daß bei der Absorption der Strahlenenergie in der Zelle ja im Mittel 60 eV übertragen werden, die ausreichen, an einer Stelle eine Vielzahl von Reaktionen an der DNS auszulösen. Tatsächlich wissen wir, daß bei den meisten Einzelstrangbrüchen in der DNS der bestrahlten Zelle jeweils mehrere DNS-Bausteine geschädigt werden; die Strahlung hat gewissermaßen ein größeres Loch in die Kette geschlagen. Vor einer Verknüpfung der Nucleotidkette muß also ein Stück der DNS-Kette ersetzt werden, und dieser Vorgang ist es, den wir auch als Reparatursynthese beobachten.

An lymphatischen Zellen aus dem Blut haben CLARKSON und EVANS (2) kürzlich gezeigt, daß nach einer Bestrahlung der Thymidineinbau in die DNS beträchtlich gesteigert wird. Man kann zeigen, daß dieses neueingesetzte Thymidin an den strahleninduzierten Brüchen eingesetzt wird, und zwar immer nur wenige Nucleotide pro Bruch (13), so daß sich

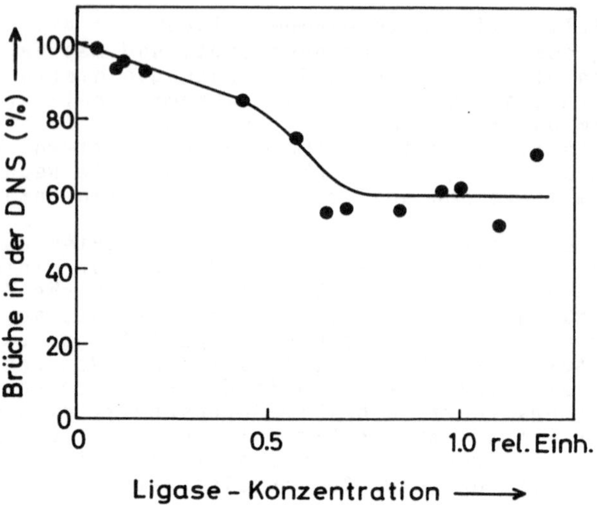

Abb. 1. Heilung von strahlenerzeugten Einzelstrangbrüchen in der DNS durch das Enzym Polynucleotid-Ligase. Mit zunehmender Enzym-Konzentration können bis zu 40% der Brüche wieder geschlossen werden. (Nach JACOBS, et al. (6))

schließlich ein Mosaik von kleinen, neusynthetisierten Nucleotidabschnitten anstelle der zerstörten Bruchenden findet. Es gibt nun ein Enzym, das einen solchen Ersatz von DNS-Abschnitten durchführen kann, indem es an dem einen Ende neue DNS-Stücke einsetzt und gleichzeitig an dem anderen Ende Nucleotide entfernt (Abb. 2). Das ist die DNS-Polymerase I, die gewissermaßen Stück für Stück der DNS ausgewechselt, bevor die offenen Bruchenden geschlossen werden (7, 8). Sollte dieser Mechanismus in vivo zutreffen, so müßte sich auch in vitro ein solcher Genersatz durchführen lassen. Wir haben deshalb DNS aus bestrahlten Thymocyten isoliert und unter geeigneten Bedingungen mit DNS-Polymerase I inkubiert.

Bei entsprechenden Versuchen zeigte sich jedoch die Polymerase an der bestrahlten DNS völlig inaktiv. Dagegen war an DNS, in der durch Pankreas-DNase Einzelstrangbrüchegebildet worden waren, ein rascher Nucleotideinbau zu messen (Abb. 3) (9). Diese enzymatisch abgebaute DNS sei hier als 3'OH-DNS bezeichnet. Darüber hinaus zeigte sogar bestrahlte DNS eine starke Hemmung der Polymerasereaktion an 3'OH-DNS, was bedeutet, daß das von uns vorgesehene Reparaturenzym wohl eine starke Affinität zur bestrahlten DNS besitzt, jedoch zunächst nicht mit der Reparatur der Bruchstelle beginnen kann. Wir vermuteten, daß sich an der Startstelle für das Enzym ein fehlerhaftes Nucleotid befindet, das diese hohe Affinität zum Enzym bedingt, an das sich aber keine neuen Nucleotide knüpfen lassen. Entfernt man solche schadhaften DNS-Bausteine mit einem besonderem Enzym, der Exonuclease III, so läßt sich auch an bestrahlter DNS ein gewisser Nucleotideinbau mit DNS-Polymerase durchführen (9).

Wir können aus diesem Versuch lernen, daß die Reparatursynthese an bestrahlter DNS nur nach vorheriger Bereinigung der Bruchenden vor sich gehen kann. Da im Experiment in vitro auch dann nicht die volle Aktivi-

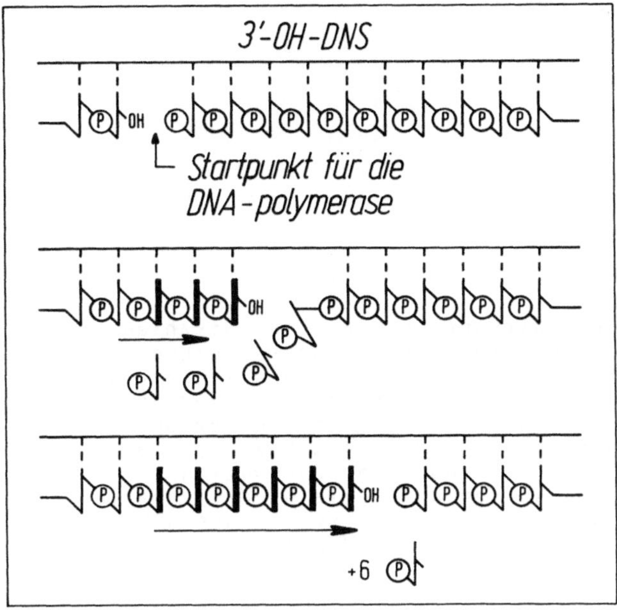

Abb. 2. Schema der Wirkung von DNA-Polymerase I an der DNS. Die Nucleotidsynthese beginnt am 3'OH-Ende eines Kettenbruches; die neu eingesetzten Nucleotide sind mit breit ausgezogenen Strichen gekennzeichnet. Gleichzeitig mit der Nucleotidsynthese werden am 5'-Ende des Bruches Nucleotide entfernt

tät erreicht wird, ist es wahrscheinlich, daß auch fehlerhafte oder fehlende Basen die Aktion der DNS-Polymerase beeinträchtigen. In vivo finden möglicherweise noch weitere Ausschneideprozesse an der geschädigten DNS statt, bevor die Neusynthese beginnen kann. So sind wir erst auf dem Weg eines besseren Verständnisses der Reparatur von Strahlenschäden des Erbguts. Es handelt sich offenbar um ein kompliziertes und feinreguliertes System, dessen Existenz es uns aber ermöglicht, kleine Strahlendosen sowie auch mannigfaltige andere Umweltschäden zu tolerieren.

Molekulare Mechanismen bei der Reparatur von Strahlenschäden in Lymphocyten

U. Hagen

Biochemische Untersuchungen über die Wirkung sehr kleiner Strahlendosen können zweierlei Wege verfolgen. Einmal kann man versuchen, primäre Strahlenschäden und sekundäre Stoffwechselreaktionen zu erfassen und sie mit dem weiteren Verlauf des biologischen Schadens der bestrahlten Zelle in Beziehung zu setzen. Der andere Weg geht von der Überlegung aus, daß sehr kleine Strahlendosen häufig ohne größere Schäden toleriert werden; der Strahlenschaden, der nach der Absorption der Strahlenenergie gesetzt wird, wird also von der Zelle wieder repariert. Die Beschreibung der Wirkung kleiner Strahlendosen sollte deshalb auch Überlegungen über die Erholung von Zellen und den damit zusammenhängenden biochemischen Vorgängen mit einschließen.

Lymphatische Zellen, aus dem Blut oder von den lymphatischen Organen, sind besonders dazu geeignet, Erholungsvorgänge im einzelnen zu analysieren. Werden sie nämlich in einem geeigneten Kulturmedium suspendiert und bei 37°C gehalten, so bleiben die meisten von ihnen am Leben, d.h. sie geben einen negativen Test mit Vitalfarbstoffen. Im Gegensatz zu den meisten anderen Zellarten teilen sie sich aber nicht, erst nach längerer Zeit - nach etwa 7 Tagen - werden einige wenige Mitosen beobachtet (10). Auch eine DNS-Synthese wird in lymphatischen Zellen nur in geringem Umfang gemessen. Diese Zellen sind jedoch imstande, auf eine Bestrahlung mit bestimmten Stoffwechselreaktionen zu antworten, die wir als Reparaturvorgänge von Strahlenschäden deuten können (2). Da bei lymphatischen Zellen störende Zellteilungen mit ihren vielfältigen Stoffwechselprozessen wegfallen, sind sie ein geeignetes Versuchsobjekt, Erholungsvorgänge und die dabei beteiligten molekularen Reaktionen zu untersuchen.

Setzen wir den Strahlenschaden des Erbguts, also der Desoxyribonucleinsäure, als wesentlich für das Überleben der Zelle, so werden den Biochemiker vor allem diejenigen Erholungsvorgänge interessieren, die die Schäden an der DNS zu beseitigen vermögen. Als Strahlenschaden der DNS können wir im wesentlichen den Bruch des Nucleotidstranges sowie die Schädigung der Basenstruktur betrachten (5). Eine intakte Nucleotidkette ist notwendig für eine ungestörte Abgabe der genetischen Information eines bestimmten DNS-Abschnitts. Ein Bruch der Kette führt zum Abbruch der Informationsabgabe und somit zu einer unvollständigen Proteinsynthese. Eine Veränderung der Basenstruktur bewirkt dagegen eine Veränderung der Information der DNS, die in manchen Fällen zu einer Veränderung der Aminosäurezusammensetzung des entsprechenden Proteins führen kann. Es wird also von der bestrahlten DNS eine fehlerhafte oder eine verstümmelte genetische Botschaft übertragen (4).

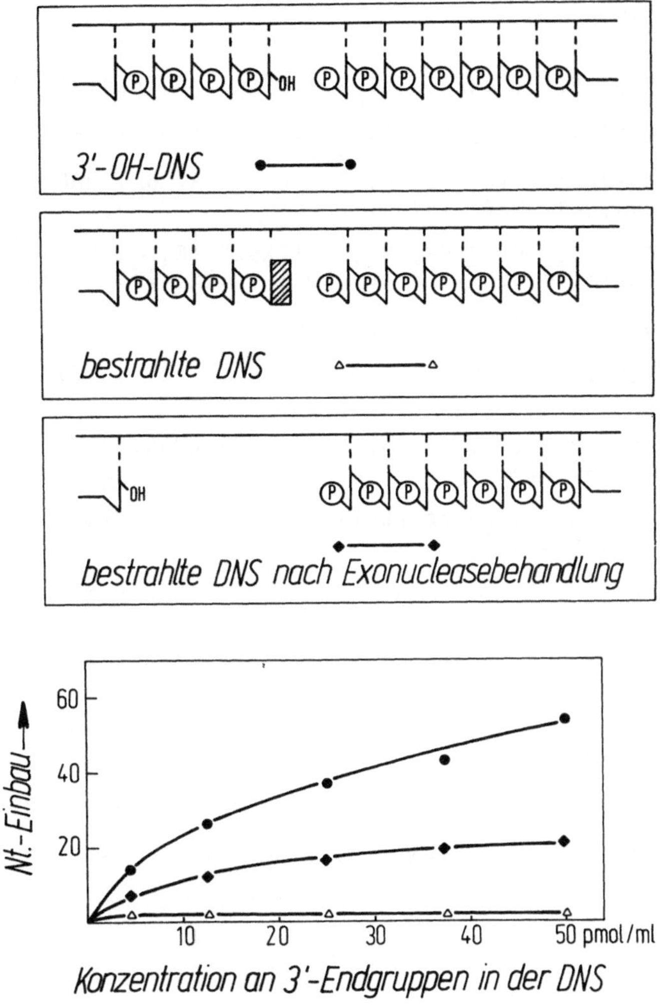

Abb. 3. Nucleotideinbau an verschiedenen DNS-Präparaten durch die DNA-Polymerase I (in pmol Nucleotide pro ml und min).
Die Einbaurate wurde bei verschiedenen Konzentrationen von 3'-Enden in der DNS gemessen. ●——● DNS mit Strangbrüchen, erzeugt durch Desoxyribonuclease I (3'OH-Endgruppen und 5'Phosphatendgruppen). Δ——Δ DNS mit Strangbrüchen, erzeugt durch eine ^{60}Co-γ-Bestrahlung. Die strahlengeschädigte Desoxyribose ist durch ein schraffiertes Kästchen gekennzeichnet.◆——◆DNS mit Strangbrüchen, erzeugt durch eine ^{60}Co-γ-Bestrahlung nach einer Behandlung mit Exonuclease III. Der strahlengeschädigte Zucker am 3'-Ende und weitere Nucleotide sind durch Exonuclease-Behandlung entfernt worden. Ergebnisse nach LANDBECK und HAGEN (9)

LITERATUR

1. BRENT, T.P., WHEATLEY, G.A.: Int. J. Radiat. Biol. 19, 339 (1970).

2. CLARKSON, J.M., EVANS, H.J.: Mutation Research 14, 413 (1972).

3. COQUERELLE, Th., BOPP, A., KESSLER, B., HAGEN, U.: Int. J. Radiat. Biol., 24, 397 (1973).

4. HAGEN, U., ULLRICH, M., PETERSEN, E.E., WERNER, E., KRÜGER, H.: Biochim. Biophys. Acta (Amst.) 199, 155 (1970).

5. HAGEN, U.: Biophysik 9, 279 (1973).

6. JACOBS, A., BOPP, A., HAGEN, U.: Int. J. Radiat. Biol. 22, 431 (1972).

7. KELLY, R.B., ATKINSON, M.R., HUBERMAN, J.A., KORNBERG, A.: Nature 224, 495 (1969).

8. KELLY, R.B., COZZARELLI, N.R., DEUTSCHER, M., LEHMAN, I.R., KORNBERG, A.: J. biol. Chem. 245, 39 (1970).

9. LANDBECK, L., HAGEN, U.: Biochim. Biophys. Acta (Amst.) 331, 318 (1973).

10. LING, N.R.: Lymphocyte stimulation. Amsterdam, London: North-Holland Publ. Comp. 1971.

11. ORMEROD, M.G., STEVENS, U.: Biochim. Biophys. Acta (Amst.) 232, 72 (1971).

12. PAINTER, R.B., CLEAVER, J.E.: Radiat. Res. 37, 451 (1969).

13. PAINTER, R.B., YOUNG, B.R.: Mutation Research 14, 225 (1972).

14. TOWN, C.D., SMITH, K.C., KAPLAN, H.S.: Radiat. Res. 51, 529 (1972).

Morphologische Veränderungen des lymphatischen Systems nach Bestrahlung

E. H. Betz

Die Strahlenempfindlichkeit der lymphatischen Zellen ist schon lange bekannt. Die Abnahme der Lymphocyten im Blut ist eine der ersten Reaktionen, die man nach einer Ganzkörperbestrahlung beobachten kann. Beim Kaninchen findet man eine solche Abnahme schon nach 10 R. Nach einer Bestrahlung mit von 25 bis 800 R steigenden Dosen folgt die Lymphocytenabnahme einer semi-logarithmischen Geraden. Diese Abnahme tritt sehr rasch ein; sie ist schon 15 Minuten nach einer Bestrahlung mit 50 oder 100 R faßbar. Die tiefsten Werte sind nach 24 bis 48 Stunden erreicht. Nach Dosen über 200 R findet man oft zwischen dem 4. und dem 8. Tag eine Zunahme der Lymphocytenzahl. Dann erscheint eine sekundäre Senkung und nach wachsender Zeitdauer nimmt die Lymphocytose zu. Nach einer Bestrahlung im Bereich der LD50 dauert die Lymphopenie etwa 50 bis 90 Tage.

Die Granulocytopenie verläuft nach einer Ganzkörperbestrahlung ganz anders. Die Granulocytenzahl sinkt später als die Lymphocytenzahl und gewöhnlich sind die tiefsten Werte erst nach 4 bis 5 Tagen erreicht. Für vergleichbare Bestrahlungsdosen dauert die Granulocytopenie viel kürzer als die Lymphocytopenie. Dieser Unterschied ist leicht zu verstehen. Die Granulocytopenie ist durch die Schädigung der Vorgänger der Myelopoese im Knochenmark verursacht, da die reifen Granulocyten relativ unempfindlich sind. Dagegen sind die reifen Lymphocyten sehr empfindlich und werden rasch durch die Bestrahlung zerstört. Es ist gut bekannt, daß diese Zellen im intermitotischen Zustand durch kleine Strahlendosen abgetötet werden können.

Die hohe Strahlenempfindlichkeit kann man zeigen, wenn man eine Suspension von Milz oder Thymuslymphocyten in vitro bestrahlt. Schon eine Dosis von 50 R kann in einer sehr kurzen Zeit Kernpyknosen hervorrufen. Man kann die Empfindlichkeit der kleinen Lymphocyten mit derjenigen der granulopoetischen Zellen vergleichen, wenn man das Knochenmark von Mäusen, die mit steigenden Dosen bestrahlt wurden, untersucht. Die Lymphocyten nehmen dann ebenfalls früher ab als die granulopoetischen Zellen und sie werden durch geringere Strahlendosen zerstört (7).

Die langandauernde Lymphopenie ist durch die Veränderungen in den lymphatischen Geweben zu erklären. Innerhalb weniger Stunden nach Bestrahlung findet man in den Lymphknoten, in der Milz und im Thymus von Säugetieren, die mit 75 R bestrahlt wurden, eine Anzahl von pyknotischen Kernen. Nach einer Ganzkörperbestrahlung mit 150 R sind ungefähr 50 Prozent der kleinen Lymphocyten in den Lymphknoten zerstört. Dieser Anteil nimmt mit steigender Dosis schnell zu (Literatur siehe bei KOZINETS, 1971).

Man hat die morphologischen Schädigungen der bestrahlten Lymphocyten mit dem Licht- und mit dem Elektronenmikroskop untersucht. Mit dem Lichtmikroskop sieht man fast ausschließlich Kernveränderungen. Das Chromatin zeigt eine Verklumpung und die Kerne erscheinen pyknotisch. Seltener bildet das Chromatin mehrere kleine homogene Körperchen, die innerhalb einer verdickten nuklearen Membran liegen. Später werden die Kerntrümmer freigesetzt und durch Makrophagen phagocytiert. Die reticulo-histiocytären Zellen treten wegen der ausgedehnten lymphocytären Zerstörung deutlich hervor. ROSS et al. (11) haben die Lymphocyten des Ductus thoracicus von bestrahlten Ratten untersucht und haben die Entstehung von Vacuolen im Zellkern sowie Cytoplasma, Unregelmäßigkeiten der Kerne und Chromatinverklumpungen beschrieben. Zu ähnlichen Resultaten kam HJORT am bestrahlten Thymus (8). SCHERER und WICHMANN (13), SCHERER (12) haben die bestrahlten Milzlymphocyten mit dem Phasenmikroskop studiert. Sie haben eine Wellung und eine Verdickung der Kernmembran beobachtet. BRAUN (1-3) hat elektronenmikroskopische Untersuchungen durchgeführt, um die morphologischen Veränderungen, die sich vor der Kernpyknose abspielen, zu studieren. Sie hat gezeigt, daß unmittelbar nach der Bestrahlung mit 300 R in dem Raum innerhalb der Doppelmembran des Zellkernes Vacuolen gebildet werden, die schließlich den gesamten kernnahen Raum umfassen. Dagegen blieben in ihrem Material die Mitochondrien und das endoplasmatische Reticulum bis zum Zeitpunkt der Kernpyknose nahezu unverändert. Zu Beginn der Kernpyknose war nur eine geringfügige Schwellung der Mitochondrien zu beobachten. Die perinucleäre Vacuolisierung ist wahrscheinlich strahlenbedingten Veränderungen der Austauschvorgänge zwischen Kern und Cytoplasma zuzuschreiben.

Wir haben ganz ähnliche Untersuchungen durchgeführt und haben die Lymphknoten von Mäusen, die mit 450 oder 800 R bestrahlt wurden, mit dem Elektronenmikroskop studiert.

Nach einer Dosis von 450 R stimmen unsere Ergebnisse mit denjenigen von BRAUN überein: Die wichtigste Veränderung ist eine Erweiterung des perinucleären Raums (Abb. 1). Aber nach einer höheren Dosis (800 R) erscheinen noch andere frühzeitige cytoplasmatische Schädigungen. Während gewisse Mitochondrien unverändert bleiben, sind andere stark geschädigt. Zur selben Zeit sind die Säckchen des endoplasmatischen Reticulums deutlich erweitert und es erscheinen im Cytoplasma Vacuolen und Fettkörperchen (Abb. 2). In anderen Lymphocyten erleidet der Golgi-Apparat eine Auflösung in zahlreiche helle Bläschen (Abb. 3). Alle diese cytoplasmatischen Veränderungen können in Zellen, deren Kernstruktur normal scheint, beobachtet werden. Die ersten Kernveränderungen erscheinen später als eine lokale Verklumpung des Chromatins (Abb. 4).

Wir wissen, daß die lymphatischen Zellen eine heterogene Population darstellen. Obwohl diese Zellen morphologisch identisch aussehen, unterscheiden sie sich durch ihre Lebensdauer und ihre Funktion. Deshalb ist es nicht so merkwürdig, daß innerhalb der Lymphocyten Subpopulationen bestehen mit verschiedener Strahlenempfindlichkeit (4, 15).

Die Lymphocyten können sich in die verschiedenen Zellen, die für die immunologischen Reaktionen verantwortlich sind, umwandeln. Nach einer Stimulierung durch ein Antigen verändern sich die kleinen Lymphocyten in blastenähnliche Zellen: Die Immunoblasten. Die Aktivierung der Lymphocyten tritt innerhalb einiger Stunden nach der Verabreichung des Antigens ein. Die Immunoblasten vermehren sich und später differenzieren sie sich in Plasmazellen, die die Antikörper synthetisieren. Eine ähnliche Aktivierung erzeugt man in vitro, wenn man Lymphocyten in Anwesenheit von einem Antigen oder von Phytohämagglutinin kultiviert. Es ist bewiesen, daß diese stimulierten Zellen weniger strahlenempfindlich sind als die kleinen Lymphocyten, von denen sie abstammen. Diese Abnahme der Empfindlichkeit ist sowohl für die in Plasmazellen (10) als auch für die in Lymphoblasten (14) transformierten Lymphocyten sowie für die mit Phytohämagglutinin stimulierten Lymphocyten (6) gefunden worden.

Solche Beobachtungen sind wichtig, um den Einfluß der Bestrahlung auf die immunologischen Reaktionen zu verstehen. Wenn man die Tiere vor der Injektion eines Antigens bestrahlt, so hemmt man die Entwicklung der Antikörper schon mit einer sublethalen Strahlendosis. Das ist verständlich, da die Bestrahlung eine große Zahl der unstimulierten Lymphocyten vor der Verabreichung des Antigens zerstört. Bestrahlt man dagegen die Tiere 24 Stunden nach der Sensibilisierung, so muß man eine viel höhere Strahlendosis benutzen, um die stimulierten Lymphocyten zu töten und die immunologische Reaktion zu hemmen. Um Veränderungen in den Immunoblasten und in den Plasmazellen hervorzurufen, muß man eine Dosis von 700 - 800 R benutzen.

Die lymphatischen Gewebe enthalten noch eine weitere wichtige Zellpopulation: Die Makrophagen und die Zellen des reticulo-histiocytären Systems. Die Funktion dieser Zellen ist die Phagocytose und der Abbau von Fremdstoffen sowie Zelltrümmern. Die Bestrahlung beeinflußt die Tätigkeit der reticulo-histiocytären Zellen, aber hier werden wir uns nur kurz mit deren morphologischen Schädigungen beschäftigen.

Makrophagen und Histiocyten sind gewöhnlich relativ strahlenresistent. Strahlendosen, die den größten Teil der Lymphocyten abtöten, verursachen keine mit dem Lichtmikroskop faßbaren Veränderungen in den Makrophagen der Milz, der Lymphknoten oder des Thymus. Schon einige Stunden nach der Bestrahlung beginnen die Makrophagen dagegen die Zelltrümmer zu phagocytieren. Jedoch ist es möglich, mit dem Elektronenmikroskop ausgedehnte Veränderungen zu entdecken. Im Gegensatz zu den Lymphocyten zeigt die Kernmembran der bestrahlten reticulo-histiocytären Zellen nur geringe, vorübergehende Reaktionen. Dagegen werden verschiedene cytoplasmatische Strukturen stark beeinflußt. Die Mitochondrien und das endoplasmatische Reticulum quellen erheblich. Es ist wahrscheinlich, daß diese Veränderungen nicht notwendigerweise zum Zelltod führen, aber dennoch die Zellfunktion stören. Daß diese Zellen geschädigt sind, wird durch den Befund demonstriert, daß die Fähigkeit, phagocytiertes Material abzubauen, abnimmt. Ferner sind sie unfähig sich zu vermehren und die Empfindlichkeit gegen einen unspezifischen Reiz ist erhöht.

Nach einer lokalen Bestrahlung zeigen die lymphatischen Gewebe dieselben Zerstörungen wie diejenigen, die wir nach einer Ganzkörperbestrahlung beschrieben haben. Es gibt jedoch wichtige Unterschiede in der Repopularisierung dieser Gewebe. Die Repopularisierung tritt sehr früh ein selbst nach einer sehr hohen Bestrahlungsdosis. Die Lymphocyten, die von den unbestrahlten lymphatischen Geweben in das bestrahlte Gebiet wandern, sind für diese Repopularisierung verantwortlich. Wir wissen in der Tat, daß die Lymphocyten über die Lymphbahnen und den Blutkreislauf aus den lymphatischen Geweben heraus und hinein zirkulieren können. Neben dieser Repopularisierung findet auch eine echte Regenerierung statt. Nach geringen Strahlendosen können die überlebenden lymphatischen Zellen sich lokal vermehren. Es können auch Stammzellen aus dem Knochenmark in die lymphatischen Gewebe wandern und an der Regeneration teilnehmen.

Hohe Strahlendosen können ferner Spätschäden hervorrufen. ENGESET (5) hat gezeigt, daß nach einer lokalen Bestrahlung mit 3000 R eine Repopularisierung schon 24 Stunden nach der Bestrahlung einsetzt. Nach 7 Tagen scheinen die Lymphknoten fast normal. Aber nach 14 Tagen er-

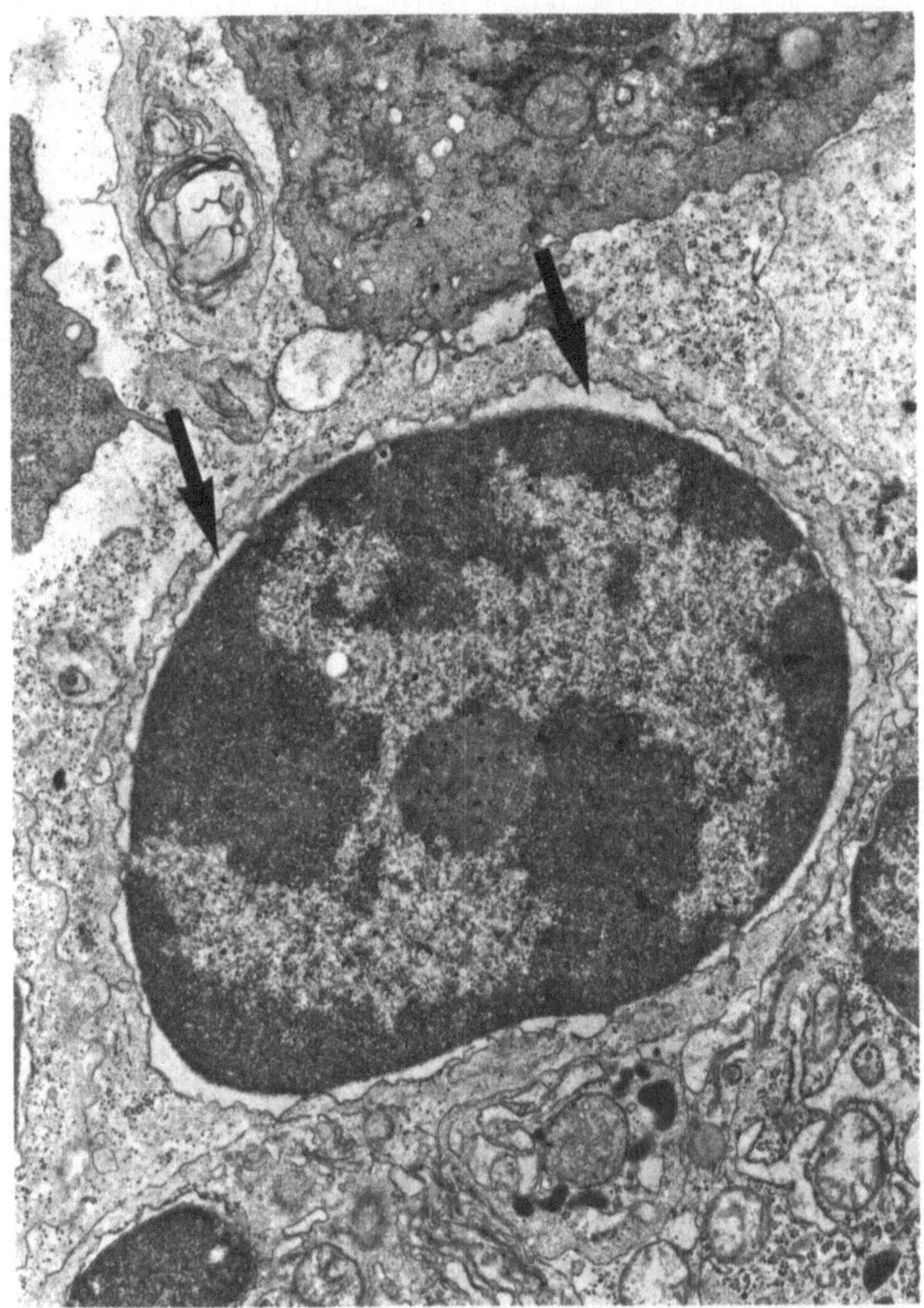

Abb. 1. Lymphocyt 24 Std. nach 450 R. Erweiterung des perinucleären Raums (Pfeile). Vergr. 21000fach

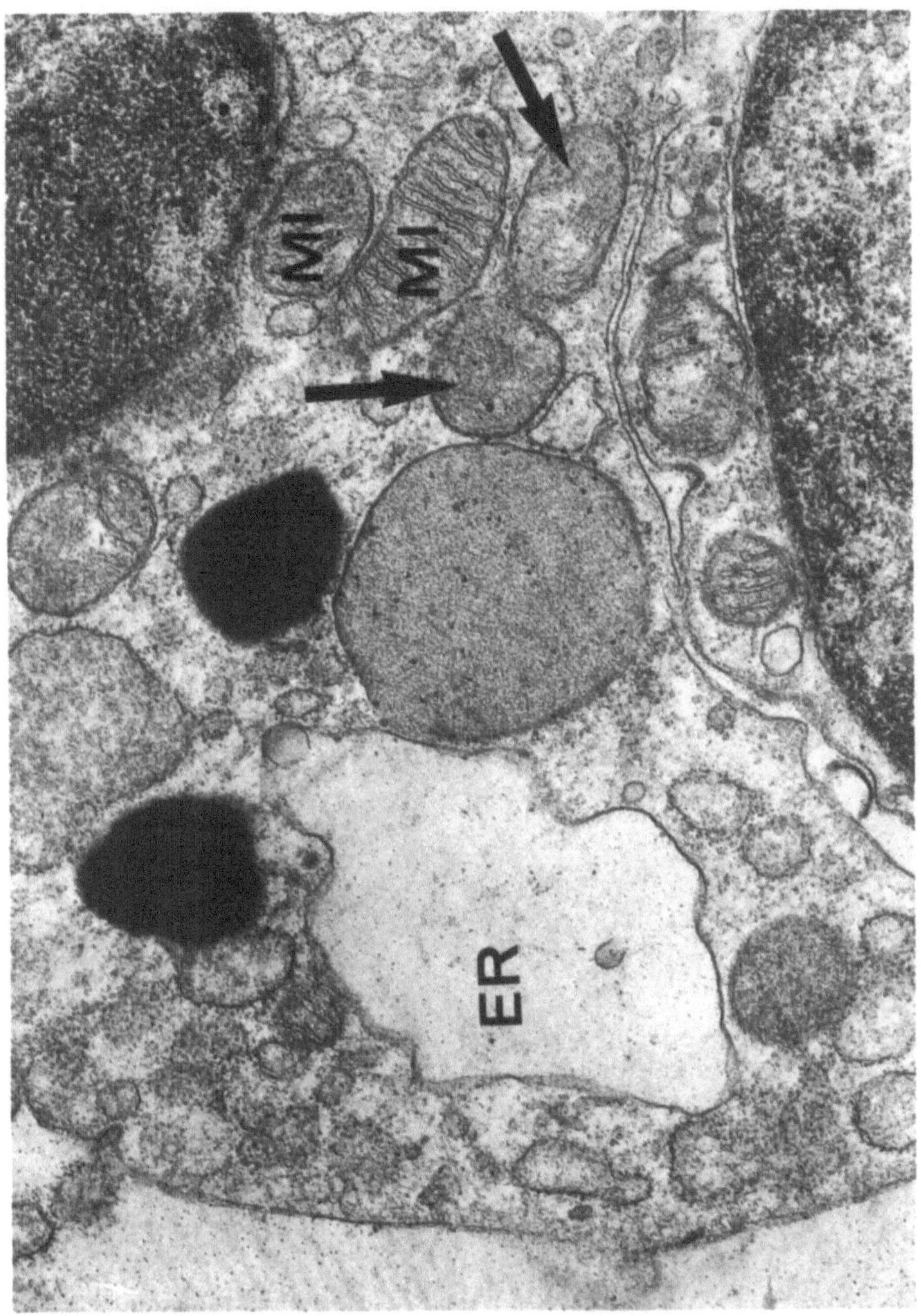

Abb. 2. Cytoplasma eines Lymphocyts 48 Std. nach 800 R. Erweiterung des endoplasmatischen Rediculums (ER), Schädigung der Mitochondrien (Pfeile) und Erscheinung von osmiophilen Fettkörperchen. Vergr. 65000fach

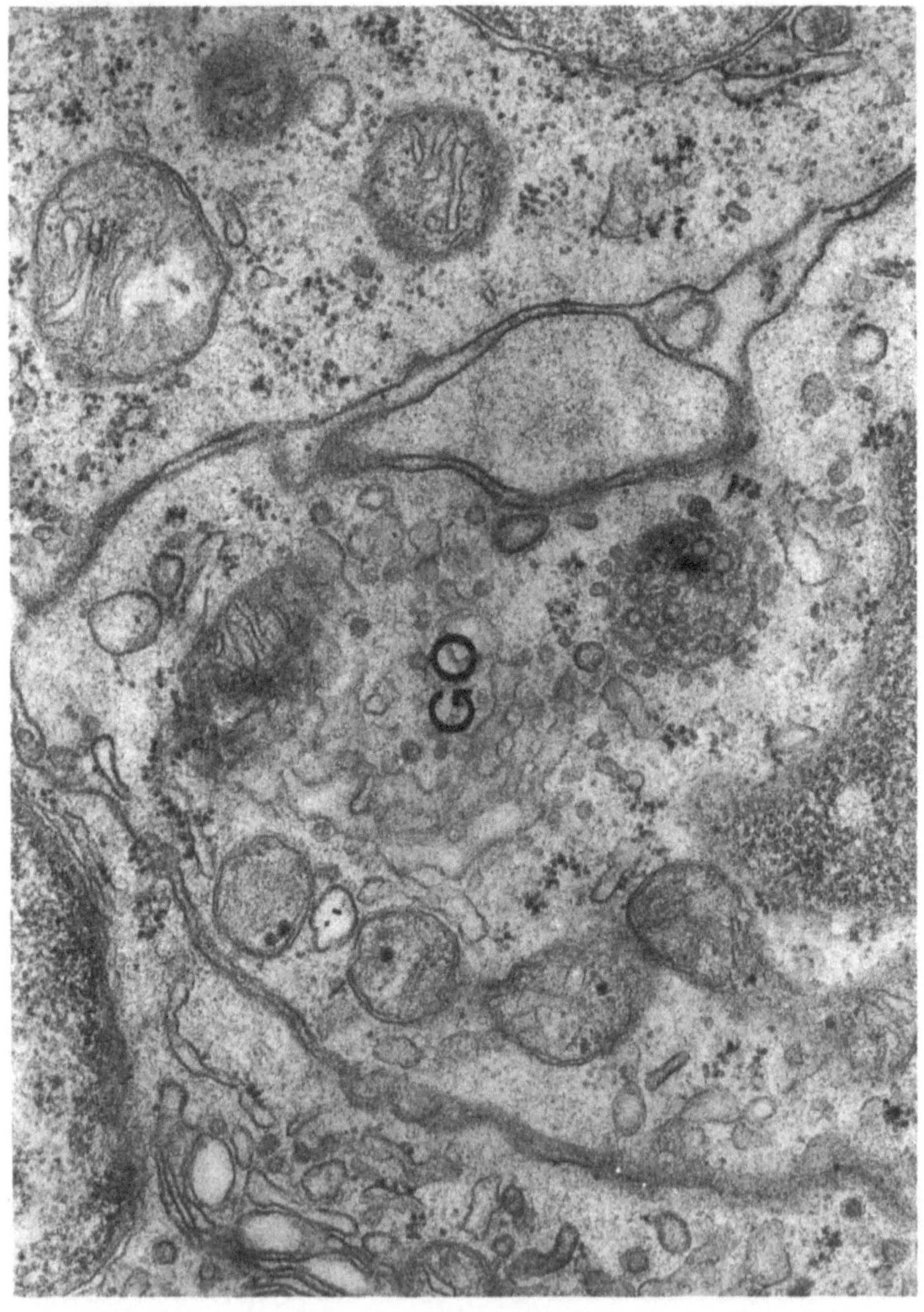

Abb. 3. Cytoplasma eines Lymphocyts 48 Std. nach 800 R. Veränderung des Golgi-Apparates (GO) und Erscheinung von kleinen, hellen Vacuolen. Vergr. 43500fach

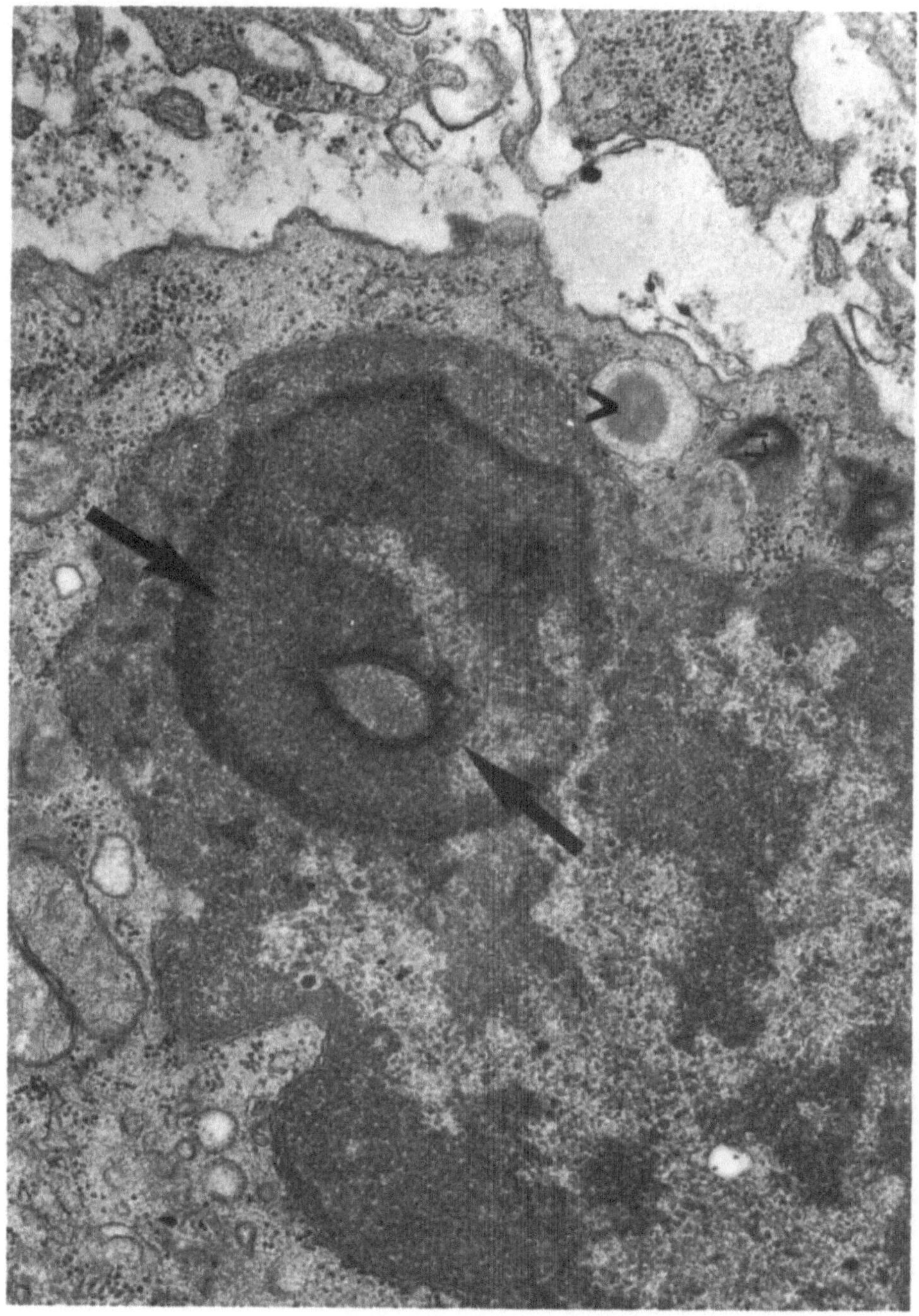

Abb. 4. Lymphocyt 48 Std. nach 800 R. Beginn der Chromatinverklumpung (Pfeile) und Vacuolenbildung im Cytoplasma (V). Vergr. 41000fach

scheint eine Atrophie mit einer fortschreitenden Fibrose und einer Verdickung der Gefäßwände, die mit Hyalin beladen sind. Nach einem Jahr sind gewisse Lymphknoten durch Bindegewebe vollkommen ersetzt. Nach geringeren Strahlendosen ist die Fibrose weniger ausgedehnt und die Struktur des lymphatischen Gewebes bleibt teilweise erhalten. Ob diese Fibrose und die Abnahme des lymphatischen Gewebes einen Einfluß auf die Filtrierfähigkeit der Lymphknoten ausüben, ist noch unklar.

LITERATUR

1. BRAUN, H.: Strahlentherapie 121, 567 (1963).
2. BRAUN, H.: Strahlentherapie 122, 248 (1963).
3. BRAUN, H.: Strahlentherapie 126, 237 (1965).
4. DE BRUYN, P.P.H., TORNOVA-SVEHLIK, M.M., VENTER, J.H.: Radiat. Res. 24, 15 (1965).
5. ENGESET, A.: Acta Radiol. (Stockh.) Suppl. 229 (1964).
6. FLIEDNER, T.M.: In: The Lymphocyte in Immunology and Haemopoiesis. S. 198 Herausgeb. J.M.YOFFEY. London: Arnold, 1968.
7. HAOT, J., HAUGHTON, G., REVESZ, L.: Europ. J. Cancer 3, 67 (1967).
8. HJORT, G.H.: Acta Radiol. (Stockh.) 52, 315 (1959).
9. KOZINETS, G.: In: Manual on Radiation Haematology, Vienna: IAEA 1971.
10. MAKINODAN, T., NETTESHEIM, P., MORITA, T., CHADWICK, C.: J. Cellular Physiol. 69, 355 (1967).
11. ROSS, M.H., FURTH, J., BIGELOW, R.R.: Blood 7, 417 (1952).
12. SCHERER, E.: Strahlentherapie 100, 211 (1956).
13. SCHERER, E., WICHMANN, K.O.: Strahlentherapie 95, 196 (1954).
14. SCHREK, R.: Arch. Path. 85, 31 (1968).
15. TROWELL, O.A.: J. Path. Bact. 64, 687 (1952).

Strahlenwirkung und Funktion des reticulo-endothelialen Systems

K. Flemming

Die Bedeutung des reticulo-endothelialen Systems (RES) für die unspezifische körpereigene Abwehr ist seit langem auch in der Radiologie und Strahlenbiologie beachtet worden. Das Interesse dieser Fachgebiete hat sich verstärkt, seit man weiß, daß das RES auch an spezifischen Immunreaktionen beteiligt ist; zum Beispiel sollen primär phagocytierende RES-Zellen bei der Antikörperbildung eine Rolle spielen. Es erscheint deshalb notwendig, die Wirkung der ionisierenden Strahlen auf das RES weiter zu erforschen und darüberhinaus zu klären, ob der Funktionszustand dieses Abwehrsystems die Strahlenresistenz beeinflußt.

Als Indikator für die RES-Funktion gilt die Phagocytoseaktivität. Die Literaturangaben über die Strahlenwirkung auf die Phagocytoseaktivität des RES sind widersprüchlich. Der Hauptgrund dafür besteht anscheinend darin, daß sehr verschiedene Methoden für die Phagocytose-Messung verwendet wurden. Für eigene Versuche habe ich die carbon clearance Methode (1) gewählt. Sie ist in bezug auf die Testsubstanz (Kohle) eindeutig definiert, hat seit zwei Jahrzehnten vergleichbare Resultate ergeben und wird in der RES-Forschung zunehmend angewandt. Dabei wird eine standardisierte Kohlesuspension (Pelikan Spezialtusche C 11/ 1431a, G. Wagner, Hannover) mit einem Kohlegehalt von 80 oder 160 mg/kg Körpergewicht intravenös injiziert. Anschließend wird der Kohlegehalt des peripheren Blutes in bestimmten Abständen photometrisch gemessen. Die Auswertung der Resultate ergibt den Phagocytose-Index K.

Strahlenwirkung und Phagocytoseaktivität

Phagocytoseanstieg. Zunächst befaßten wir uns mit der Wirkung einer Ganzkörper-Röntgenbestrahlung (GKB) auf die Phagocytose. Wie schon erwähnt, liegen darüber unterschiedliche Angaben vor. In Untersuchungen an Mäusen, Ratten und Kaninchen wurde entweder eine Abnahme oder ein Anstieg gefunden, manchmal war die Phagocytose auch nicht verändert (2). Wir stellten nun bei 30 Tage alten Mäusen (NMRI/Kißlegg) 3 bis 4 Tage nach Bestrahlung (750 R = LD 100/ 30 d) einen Anstieg der K-Werte fest, der bis zu 10 Tagen anhielt (Abb. 1A).

Der Anstieg nahm mit der Strahlendosis zu (Abb. 1B); er trat bei strahlenempfindlicheren juvenilen Mäusen früher auf als bei erwachsenen Tieren (Abb. 1C). Diese Ergebnisse wiesen auf eine Beziehung zwischen Phagocytoseanstieg und Strahlenschaden hin.

Wie schon erwähnt, gilt der Phagocytoseanstieg als Indikator für eine gesteigerte RES-Funktion und eine erhöhte unspezifische Resistenz. Als Ausdruck einer Strahlenschädigung würde man somit eher eine Phago-

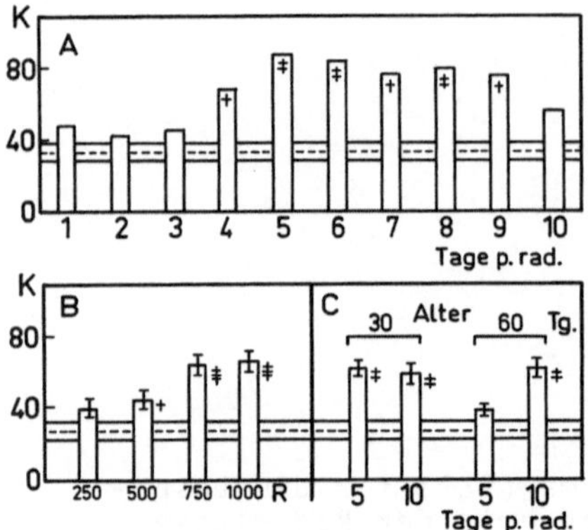

Abb. 1. Phagocytoseanstieg nach Bestrahlung. Zeit-, Dosis- und Altersabhängigkeit des Phagocytose-Index K (carbon clearance).
A: männliche Mäuse, 30 Tage alt. Ganzkörper-Bestrahlung (GKB), 750 R. 80 mg Kohle/kg Kp. Gewicht. 6 Tiere/Gruppe. Varianz-Analyse, Mittelwerte und Standardabweichung. Signifikanz: + = P<0,05; ‡ = P<0,01; ‡ = P<0,001.
B: Phagocytose-Index K am 5. Tag p.r.; sonst wie A.
C: Vergleich des Phagocytose-Index K bei 30 und 60 Tage alten Mäusen

cytosedepression erwarten, zumal nach Bestrahlung auch die Resistenz und andere Belastungen herabgesetzt sind. Es erschien deshalb notwendig, weitere Versuche über den Phagocytoseanstieg vorzunehmen.

Biologische Strahlenschäden aller Art werden durch Strahlenschutzstoffe gehemmt, wie die Reduktion der Mortalitätsrate durch Cysteamin, Serotonin und bakterielle Lipopolysaccharide (LPS) zeigt (Abb. 2B). Diese Stoffe hemmten aber auch den Phagocytoseanstieg, und zwar in der gleichen Reihenfolge wie die Mortalität (Abb. 2A). Damit bestätigte sich, daß der Phagocytoseanstieg ebenso wie die Mortalität einen Strahlenschaden darstellt.

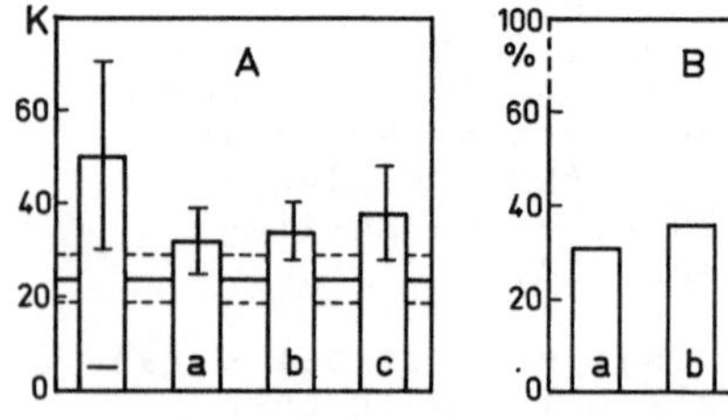

Abb. 2. Übereinstimmende Hemmung von Phagocytoseanstieg und Mortalität durch Strahlenschutzstoffe. Weiße Mäuse, 750 R = LD 70/ 30 d. A. Phagocytoseanstieg. Querlinien = unbehandelte Kontrolle; linke Säule = bestrahlte Kontrolle. Phagocytosemessung am 10. Tag nach Bestrahlung. B. Mortalität in Prozent der bestrahlten Kontrollen. Der Wert der bestrahlten Kontrollen wurde gleich 100 gesetzt.
a = Cysteamin, 100 mg/kg. b = Serotonin, 15 mg/kg. c = Lipopolysaccharid Pyrexal, 500 µg/kg. Injektion der Wirkstoffe 5 min. vor Bestrahlung

Noch unmittelbarer geht die Beziehung zwischen Strahlenschaden und Phagocytoseanstieg aus Versuchen hervor, in denen Mäuse mit einer Dosis bestrahlt wurden, die innerhalb von 15 Tagen absolut letal wirkte (850 R = LD 100/ 15 d). Am 5. Tag p.r. wurde der Phagocytose-Index K gemessen. Für jedes Versuchstier wurden dann Tag und Stunde des Todes registriert. Die Auswertung der Resultate ergab eine negative Korrelation zwischen K-Wert und Überlebenszeit (Regressionsgleichung: y = 11,3 - 48,8 x - 0.0685 ; Korrelationskoeffizient: r = - 0,66; p<0,001). Phagocytoseanstieg und Mortalität waren also positiv korreliert.

Phagocytoseabnahme. Bei einer Ganzkörperbestrahlung werden alle Körperzellen von den Strahlen getroffen, wenn auch der Grad der Schädigung von der Strahlenempfindlichkeit abhängt und dementsprechend verschieden ist. Wenn eine geeignete und ausreichend empfindliche Methode angewandt wird, dann müßte auch eine nur geringe Störung der Zellfunktion nachweisbar sein. Ein zunächst latenter Strahlenschaden könnte offenbar werden, wenn man die Funktion der Zellen stärker beansprucht. In zwei weiteren Versuchsreihen haben wir deshalb die Anforderungen an ihre Phagocytoseleistung erhöht. Dies geschah einerseits dadurch, daß die Phagocyten, bei dem gleichen Kohleangebot wie bisher, durch stimulierende Pharmaka (Triolein, Zymosan, Lipopolysaccharid (LPS), Polyvinylpyridin-N-Oxid = PVNO) zu einer schnelleren Aufnahme der Kohle angetrieben wurden, andererseits dadurch, daß ihnen eine größere Kohlemenge angeboten wurde.

In der ersten Versuchsreihe wurden die Mäuse sofort nach der Bestrahlung (1500 R = LD 100/ 30 d) mit Phagocytose-Stimulantien behandelt; 48 Std. später wurde die Phagocytose gemessen. Die Wirkung von Triolein, Zymosan und LPS war im Vergleich zu den unbestrahlten Kontrollen stark reduziert (Abb. 3, Ziff. 1, 2 und 3); die PVNO-Wirkung (Ziff.4)

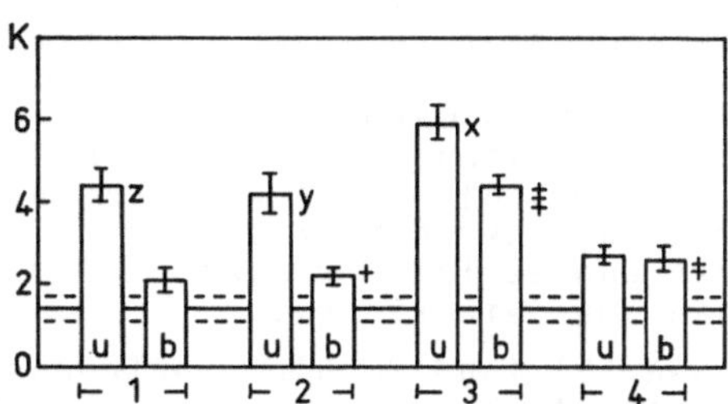

Abb. 3. Herabgesetzte Wirkung von Phagocytosestimulantien nach Bestrahlung.
Männliche Mäuse, Phagocytose-Index K. Querlinien = Kontrollen, unbehandelt, unbestrahlt. u = unbestrahlt, stimuliert. b = GKB, 1500 R, stimuliert. Stimulantien: 1 = Triolein, 1,25 ml/kg Kp. Gewicht i.v.; 2 = Zymosan, 50 mg/kg Kp.-Gewicht; 3 = LPS (Pyrexal), 500 µg/kg Kp. Gewicht i.v.; 4 = Polyvinylpyridin-N-Oxid, 1 g/kg Kp. Gewicht i.v.; Injektion der Pharmaka 30 min. nach Bestrahlung. Statistik: t-Test nach Student; Behrens-Fischer- oder Welch-Test. Signifikanz: u bzw. b gegen unbehandelte und unbestrahlte Kontrolle: + P<0,001; ‡ = P<0,01; ‡ = P<0,05; u gegen b: z = P<0,001; y = P<0,01; x = P<0,05

war nur geringfügig beeinträchtigt (3). Es zeigte sich also, daß die Leistungsfähigkeit der RES-Makrophagen nach einer GKB vermindert war. Dies stützt die Annahme, daß der Strahlenschaden auch in den vorangehenden Versuchen vorhanden war, aber infolge der geringen funktionellen Beanspruchung der Zellen latent blieb. Für diese Auffassung spricht besonders der nur geringfügige Einfluß der Bestrahlung auf die PVNO-Wirkung; denn PVNO hatte ja auch bei den unbestrahlten Kontrolltieren im Vergleich zu den anderen Substanzen nur einen schwachen Stimulationseffekt.

In der zweiten Versuchsreihe wurden 500 mg Kohle/kg Körpergewicht injiziert anstatt 80 oder 160 mg wie bisher. In diesem Fall war der Phagocytose-Index nach Ganzkörperbestrahlung nicht erhöht, sondern vom 1. bis zum 10. Tag signifikant reduziert (2). Die Mittelwerte für die Aufnahme von Kohle (mg/min/Tier) betrugen in zwei Versuchen mit verschiedenen Strahlendosen 0,236 ± 0,012 (unbestrahlt) und 0,195 ± 0,011 (GKB, 800 R) bzw. 0,218 ± 0,008 (unbestrahlt) und 0,189 ± 0,009 (GKB, 750 R).

Die Ursache der Phagocytoseänderungen. Der Zeitpunkt des Phagocytoseanstiegs sowie seine Dosis- und Altersabhängigkeit sprechen für einen Zusammenhang mit der intestinalen Phase des Strahlensyndroms. Dieser Krankheitsphase liegt die Schädigung der Darmschleimhaut zugrunde. Vermutlich dringen zu diesem Zeitpunkt größere Mengen von Endotoxinen gram-negativer Bakterien (LPS) durch die Darmwand hindurch in den Organismus ein und rufen unter anderem auch den Phagocytoseanstieg hervor. Diese Ansicht wird durch folgende Angaben und Befunde gestützt:

1. LPS-gram-negativer Bakterien bewirken eine starke Phagocytose-Stimulation des RES (17); (vgl. auch Abb. 3, Ziff. 3, u).
2. Kleine Partikel, z.B. Stärkekörnchen, können infolge Persorption durch die intakte Darmschleimhaut hindurch in die Lymphe und das Blut gelangen (4). Eine Reihe von Befunden von FINE und Mitarb. (5) sprechen dafür, daß bei Darmerkrankungen bestimmte allgemeine Krankheitssymptome durch aus dem Darm resorbierte bakterielle Endotoxine hervorgerufen werden.
   Bei bestrahlten Tieren ist ein Durchtreten von Endotoxinen aus dem Darm in das Blut noch wahrscheinlicher. In der intestinalen Phase der Strahlenkrankheit sind die Coli-Bakterien im Darm stark vermehrt und es ist erwiesen, daß Bakterien durch die Darmwand in den Organismus eindringen.
3. WILSON (6) fand im Blut röntgenbestrahlter Mäuse ein Toxin, das bei unbestrahlten sowie bei röntgenbestrahlten keimfreien Mäusen nicht nachweisbar war.
4. Der Phagocytoseanstieg nach Ganzkörperbestrahlung war reduziert, wenn die Mäuse oral mit einem nicht resorbierbaren Antibioticum behandelt worden waren. Dies fanden unabhängig von uns auch FRED und Mitarb. (7).

Neben der Stimulation der RES-Zellen ist zuweilen auch ein passiver Austritt von Kohle aus dem Blut durch die geschädigten Kapillaren hindurch beteiligt. Wir fanden zum Beispiel gelegentlich eine Schwarzfärbung der Darmschleimhaut durch aus dem Blut stammende Kohle (8). Entsprechende Angaben über Trypanblau liegen auch nach intravenöser Injektion von Trypanblaulösungen vor (9).

Phagocytoseaktivität des RES und Strahlenresistenz

Das zweite Problem, mit dem wir uns befaßten, war die Beziehung zwischen RES-Funktion und Strahlenresistenz. In der Literatur liegt die Ansicht vor, die Erschöpfung bestimmter RES-Zellen sei die wichtigste Ursache für den Tod nach Ganzkörperbestrahlung (10). In Übereinstimmung damit soll der Anstieg der Strahlenresistenz nach bakteriellen Lipopolysacchariden (LPS) und verwandten Substanzen (11-14) mit der RES-stimulierenden Wirkung dieser Stoffe zusammenhängen (15, 16). Man nimmt an, daß bei einem erhöhten Aktivitätszustand des RES zum Zeitpunkt der Bestrahlung die Strahlenresistenz ebenfalls erhöht ist und umgekehrt.

Wenn diese Annahme zuträfe, dann müßten RES-stimulierende Pharmaka allgemein die Strahlenresistenz steigern, RES-deprimierende Pharmaka müßten sie dagegen herabsetzten. Um dies zu prüfen, verabreichten wir unbestrahlten Mäusen derartig wirkende Pharmaka. Nach 24 oder 48 Std., wenn die Phagocytosewirkung der Pharmaka maximal war, wurden die Tiere mit einer partiell letalen Röntgendosis (640 R) bestrahlt und die Überlebensrate bestimmt. Einige in der Abb. 4 dargestellten Ergebnisse

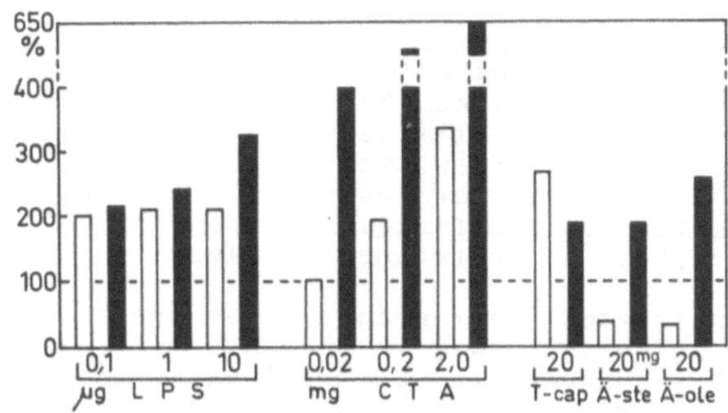

Abb. 4. Phagocytoseaktivität des RES und Strahlenresistenz
Vergleich der Wirkung von Pharmaka auf den Phagocytose-Index K (weiße Säulen) und die Überlebensrate nach 30 Tagen (schwarze Säulen). Pharmakologisch unbehandelte Kontrollen = 100 Prozent. Angabe der pharmakologischen Wirkung in Prozent des Kontrollwertes. Phagocytosestimulierende Pharmaka: LPS = Pyrexal; CTA = Chlortrianisen[R]; T-cap = Tricaprin. Phagocytosedepressoren: Ä-ste = Äthylstearat; Ä-ole = Äthyloleat. K-Bestimmung 24 oder 48 Std. nach Injektion der Pharmaka; GKB (640 R) sofort nach K-Bestimmung

dieser Versuchsreihe zeigen, daß LPS (Pyrexal) sowie Chlortrianisen[R] und Tricaprin nicht nur den Phagocytose-Index K erhöhten, sondern auch die Überlebensrate. Dies schien die oben erwähnten Angaben über eine Korrelation zwischen RES-Aktivität und Strahlenresistenz zu stützen.

Bei einem eingehenderen Vergleich der Dosis-Wirkungsbeziehungen fällt jedoch die mangelhafte quantitative Übereinstimmung zwischen dem Phagocytoseanstieg und der Zunahme der Überlebensrate auf. Das LPS bewirkte eine dosisabhängige Zunahme der Überlebensrate, die Phagocytosewerte dagegen blieben gleich. Das Chlortrianisen bewirkte in einer

Dosis von 0,02 mg zwar eine starke Zunahme der Überlebensrate, aber keinen Phagocytoseanstieg. Diese Versuchsergebnisse können also nicht als Bestätigung für das Bestehen eines ursächlichen Zusammenhangs zwischen RES-Aktivität und Strahlenresistenz gewertet werden.

Substanzen wie LPS und Chlortrianisen stimulieren nicht nur das RES, sondern haben darüberhinaus noch eine Reihe anderer biologischer Wirkungen. Man könnte meinen, sie seien deshalb für die Klärung der hier aufgeworfenen Frage wenig geeignet. Es erschien zweckmäßig, im Vergleich zum Tricaprin auch Äthylstearat und Äthyloleat zu untersuchen. Hierbei handelt es sich ebenso wie beim Tricaprin um einfache Fettstoffe mit einer sehr spezifischen RES-Wirkung; diese besteht jedoch, anders als beim Tricaprin, in einer Depression der Phagocytose (18, 19). Wenn der Phagocytoseanstieg nach Tricaprin mit einer erhöhten Überlebensrate ursächlich verbunden wäre, dann sollte die Phagocytosedepression nach Äthylstearat und Äthyloleat mit einer herabgesetzten Überlebensrate einhergehen. Wie die Abb. 4 zeigt, war dies nicht der Fall; die Überlebensrate war wiederum erhöht. Somit erbrachte auch die Anwendung der spezifisch auf das RES wirkenden Fettstoffe keine Bestätigung der Ansicht, daß eine gesteigerte RES-Aktivität zum Zeitpunkt der Bestrahlung mit einer erhöhten Strahlenresistenz korreliert ist und umgekehrt.

Die Versuchsergebnisse zeigen, daß die Wirkung ionisierender Strahlen auf die Phagocytoseaktivität des RES komplexer ist als die Wirkung stofflicher Pharmaka. Bei oberflächlicher Betrachtung scheint sich der Nachweis von Stimulation und Depression im gleichen Zeitabschnitt nach Bestrahlung den widersprüchlichen Literaturangaben einzufügen. Die Abhängigkeit der gegensätzlichen Bestrahlungseffekte von der injizierten Kohledosis zeigt jedoch, daß Stimulation und Depression der Phagocytose verschiedene Strahlenwirkungen sind.

Das Auftreten einer Phagocytosedepression bei hoher Kohlekonzentration (500 mg/kg Kp. Gew.) im Blut beweist, daß die Leistungsfähigkeit der RES-Makrophagen nach Bestrahlung herabgesetzt ist. Dies wurde auch bei Anwendung niedriger Kohledosen (80 bis 160 mg/kg) dadurch bestätigt, daß alle Phagocytosestimulierenden Pharmaka bei bestrahlten Tieren schwächer wirkten als bei unbestrahlten. Die Depression der Phagocytoseleistung wird auch nicht dadurch infrage gestellt, daß die bestrahlten Tiere nach pharmakologischer Stimulation höhere K-Werte aufwiesen als die ebenfalls bestrahlten Kontrolltiere. Diese Tatsache zeigt nur, daß auch das strahlengeschädigte RES noch, wenn auch in geringerem Maße als das RES unbestrahlter Tiere, auf die stimulierenden Pharmaka reagieren kann.

Diese Reaktionsfähigkeit des RES auf stimulierende Reize und Agentien ermöglicht es auch, die Erhöhung der K-Werte bei Anwendung niedriger Kohledosen zu erklären. Es handelt sich dabei nicht um eine allgemein erhöhte RES-Aktivität und damit um einen Anstieg der unspezifischen Resistenz. Der Phagocytoseanstieg nach Bestrahlung ist dem Phagocytoseanstieg wesensgleich, der bei bestrahlten Tieren nach der Injektion Phagocytose-stimulierender Pharmaka auftritt. An die Stelle der von außen zugeführten Pharmaka treten in diesem Fall jedoch die bakteriellen Endotoxine, die über den Darm in den Kreislauf gelangen.

Ebenso wie die Zellen der Darmschleimhaut werden auch andere Zellen geschädigt. Diese absterbenden und abgestorbenen Zellen (Detritus) dürften ebenfalls eine Quelle Phagocytosestimulierender Agentien darstellen. Diese Agentien stimulieren die Gewebsmakrophagen, die geschädigte und tote Zellen sowie Zelltrümmer phagocytieren.

Die Schlüsse, die aus den Ergebnissen der Versuche über die Beziehungen zwischen Strahlenresistenz und Aktivitätszustand des RES gezogen werden können, müssen auf den Zeitraum kurz vor bis kurz nach der Bestrahlung begrenzt werden. Die akute Strahlenkrankheit erreicht aber erst gegen Ende der ersten Woche nach Bestrahlung mit der intestinalen Phase einen Höhepunkt, einen weiteren in der Knochenmarkphase noch etwa eine Woche später. Um die Beziehungen zwischen dem Verlauf der Strahlenkrankheit und der RES-Funktion umfassend klären zu können, müßte das RES also erheblich länger pharmakologisch stimuliert werden können als es in unseren Versuchen möglich war.

LITERATUR

1. BIOZZI, G., BENACERRAF, B., HALPERN, B.N.: Brit. J. Exptl. Pathol. 34, 441 (1953).
2. FLEMMING, K., FLEMMING, Ch., NOTHDURFT, W.: RES, J. Reticuloendothelial Soc. 7, 1 (1970).
3. NOTHDURFT, W., FLEMMING, K.: Radiobiol. Radiother. 13, 77 (1972).
4. VOLKHEIMER, G.: Z. Gastroent. 2, 57 (1964).
5. FINE, J., RUTENBURG, S., SCHWEINBURG, F.B.: J. Exptl. Med. 110, 547 (1959).
6. WILSON, R., BARRY, T.A., BEALMEAR, P.M.: Radiat. Res. 41, 89 (1970).
7. FRED, R.K., SHORE, M.L.: In: "The Reticuloendothelial System and Atherosclerosis", p. 1. Ed. by N.R. Di Luzio and R. Paoletti, Plenum Press, New York (1967).
8. FLEMMING, K., FLEMMING, Ch.: Strahlentherapie 138, 611 (1969).
9. WILLOUGHBY, D.A.: Nature (Lond.) 184, 1156 (1959).
10. PATERSON, E.: Brit. J. Radiol. 30, 577 (1961).
11. MEFFERD, R.B. jun., HENKEL, D.T., LOEFER, I.B.: Proc. Soc. Exptl. Biol. Med. 83, 54 (1953).
12. PILLEMER, L.: Trans. N.Y. Acad. Sc. 17, 526 (1955).
13. SMITH, W.W., ALDERMAN, J.M., GILLESPIE, R.E.: Amer. J. Physiol. 191, 124 (1957).
14. BALNER, H., OLD, L.J., CLARKE, D.A.: Radiat. Res. 15, 836 (1961).
15. TAPLIN, G.V., FINNEGAN, C., NOYES, P., SPRAGUE, G.: Amer. J. Roentgenol. Radium Ther. Nuclear Med. 71, 599 (1960).
16. ZWEIFACH, B.W., THOMAS, L.: J. Exptl. Med. 106, 385 (1957).
17. BIOZZI, G., BENACERRAF, B., HALPERN, B.N.: Brit. J. Exptl. Pathol. 36, 226 (1955).

18. STUART, A.E., BIOZZI, G., STIFFEL, C., HALPERN, B.N., MOUTON, D.: Brit. J. Exptl. Pathol. 41, 599 (1960).

19. FLEMMING, K.: Nature (Lond.) 200, 1117 (1963).

20. FLEMMING, K., FLEMMING, Ch, GRAACK, B.: Strahlentherapie 133, 280 (1967).

Untersuchungen zum Einfluß der extrakorporalen Bestrahlung auf normale und pathologische Lymphocyten

H. Frischauf, N. Honetz, W. Knapp, W. Madl, K. Mittermayer und E. Neumann

Über die günstige Wirkung der extrakorporalen Bestrahlung bei chronisch lymphatischer Leukämie (CLL) wurde schon mehrfach berichtet (4, 5, 6). Wir haben deutliche Unterschiede der Wirkung bei verschiedenen Patienten beobachtet, wie dies auch andere Autoren beschreiben (3). Die folgenden Untersuchungen wurden durchgeführt, um durch Beobachtung der Strahlenwirkung in vitro auf Lymphocyten von Normalpersonen und von Patienten mit chronischer Lymphadenose Hinweise auf diesen unterschiedlichen Effekt zu gewinnen.

Über die Methodik der extrakorporalen Bestrahlung (EKB) mit einem β-Bestrahlungsgerät wurde schon früher berichtet (2).

Die Transitdosis beträgt bei unserem Bestrahlungsgerät bei einer Durchflußgeschwindigkeit von 70 ml/min. 200 rad. In vivo Behandlungen werden venovenös mit Hilfe einer Rollenpumpe durchgeführt. Für die in vitro Bestrahlungen wurde das Blut aus einem Blutbeutel in das auch in vivo verwendete, mit Albuminlösung vorgereinigte Schlauchsystem gepumpt und in den Blutbeutel rückgeleitet. Die Blutabnahmen erfolgten durch einen Seitenschenkel nach Abfließen des hier stagnierenden Blutes. Folgende Untersuchungen wurden durchgeführt: Zellzählung, Vitalitätsprüfung mit der Trypanblaumethode sofort nach Blutentnahme und nach Inkubation des Blutes bei 37°C, Bestimmung der Blastenzahl und des Einbaues von ^{3}H-Thymidin in Phytohämagglutinin (PHA)-stimulierten Kulturen, Bestimmung der Thymidinkinaseaktivität nach Willmanns (7). In 2 Fällen von CLL wurde der Einfluß der Bestrahlung auf die "cap formation" (ein aktiver Transport der Immunglobulin-Receptoren an die Zelloberfläche der Lymphocyten), in einem Normalfall und bei einem Patienten mit CLL der Nucleinsäuregehalt der Zellen vor und nach Bestrahlung im Impulscytophotometer bestimmt.[2]

---

[1]Mit Unterstützung des Fonds zur Förderung der wissenschaftlichen Forschung

[2]Wir möchten hier dem Biologieinstitut des Forschungszentrums Seibersdorf für die Ermöglichung dieser Untersuchung danken

ERGEBNISSE

Zunächst wurde das Verhalten von Zellzahl und Zellvitalität nach extrakorporaler Zirkulation und bei Bestrahlung des zirkulierenden Blutes in vitro untersucht. An Normalblut konnte unmittelbar nach verschiedenen Strahlendosen bis zu 8000 R kein signifikanter Unterschied der Zellzahlen gegenüber dem Vorwert gefunden werden. Für die Strahlensensibilität wurde als empfindlicher Parameter (1) die Zellzahl nach Inkubation im eigenen Plasma geprüft. In der Mehrzahl der Fälle konnten wir nach Bestrahlung eine geringe Verminderung im Verlaufe einer Inkubation bis zu 72 Std. feststellen, die meist zwischen 10 und 20% des Ausgangswertes lag. Eine Verminderung gleichen Ausmaßes wurde aber auch bei extrakorporaler Zirkulation ohne Bestrahlung beobachtet. Somit ließ sich nicht bestätigen, daß nach 6-stündiger Inkubation bestrahlte Zellen in einem hohen Prozentsatz zerfallen. Ein durchaus gleichartiges Verhalten zeigten die Zellen von Patienten mit chronischer Lymphadenose.

Bei Prüfung der Vitalität mit der Trypanblaumethode zeigte sich bei 4 unter 7 Normalfällen unmittelbar nach einer Strahlendosis von 8000 rad nur mehr 0-10% vitale Zellen. Dreimal wurden 50-90% vitale Zellen gefunden, die jedoch nach 48 Std. Inkubation abgestorben waren. Im Vergleich dazu waren nur bei 2 unter 6 Fällen von CLL 87-93% der Zellen unmittelbar nach der Bestrahlung devital, in den verbleibenden 4 Fällen waren auch nach 48 Std. Inkubation noch 25-50% Zellen nachweisbar, die sich mit Trypanblau nicht anfärbten. Die Wirkung des bestrahlten Plasmas auf unbestrahlte Blutzellen wurde nicht untersucht.

Die Prüfung des Thymidineinbaues in PHA stimulierten 72 Std.-Kulturen ließ bei Fällen von CLL tiefe Ausgangswerte und nach Bestrahlung einen weiteren deutlichen Abfall erkennen, während Kulturen aus nur zirkuliertem Blut in ihrer Aktivität nicht verändert wurden (Abb. 1a). In

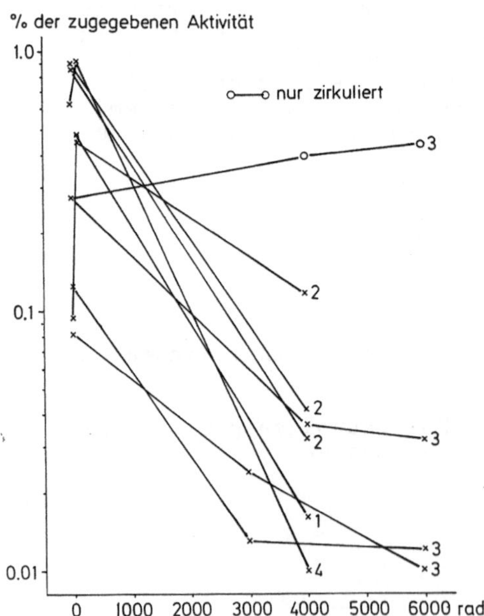

Abb. 1a

den Kulturen normaler Zellen war in einigen Fällen die Regeneration so stark, daß 72 Std. nach Bestrahlung wieder ein deutlicher Thymidineinbau nachweisbar war (Abb. 1b).

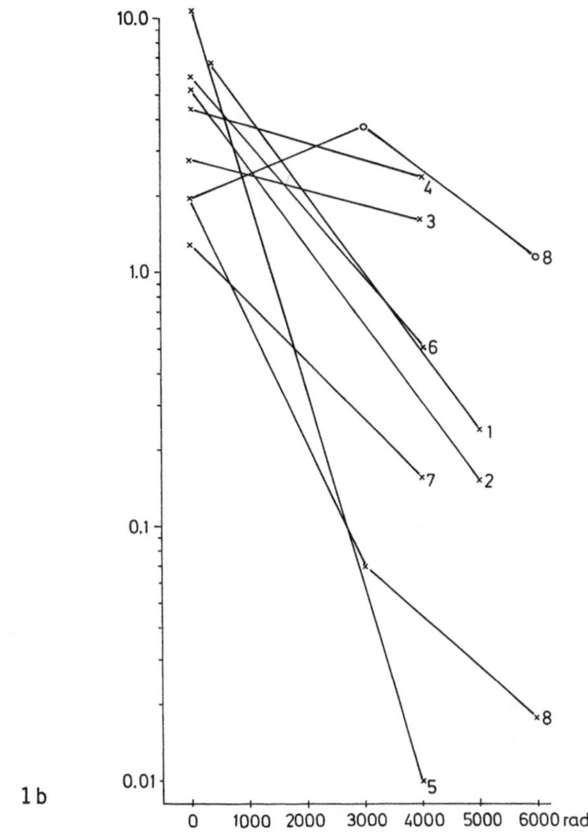

Abb. 1b

Abb. 1. Darstellung der Aktivitätsaufnahme von Lymphocyten als Prozentsatz der zugesetzten Aktivität (Ordinate) in Abhängigkeit von der Strahlendosis in rad (Abszisse). Zu 8 ml einer Lymphocytenaufschwemmung (10^6 Zellen/ml) in Parkermedium mit Zusatz von 15% Kalbserum wurde 1 µCi ^{3}H-Thymidin zugesetzt. Ernte der Zellkultur nach 72 Std. (Abb. 1a CLL-Zellen, Abb. 1b normale Zellen)

In Ausstrichen aus PHA-Kulturen nach 72 Std. ließ sich erkennen (Tab.1), daß nach EKB der Prozentsatz der Blasten bei Normalzellen abnimmt. Absolute Zahlen wurden nicht bestimmt. Der Anteil an "vitalen" Lymphocyten ist nach der Bestrahlung nicht vermindert, der Prozentsatz "toter" Zellen steigt an. Bei CLL-Zellen waren Blasten nur in der Hälfte der Patienten und nur im Vorwert vereinzelt nachweisbar. Auch hier wurden nach EKB gehäuft morphologisch als geschädigt klassifizierte Zellen beobachtet.

Tabelle 1. Mittlerer Prozentsatz an morphologisch intakten und geschädigten Zellen sowie Lymphoblasten (72-stündige PHA-Kulturen) vor und nach EKB. Die Zahlen in Klammern geben die Zahl der untersuchten Fälle an

	Normalfälle (4)			CLL (7)		
	"vitale"	"tote"	Blasten	"vitale"	"tote"	Blasten
	Lymphocyten			Lymphocyten		
	%	%	%	%	%	%
Vorwert	27	22	51	66	33	1
nach 800 rad	40	41	19	34	66	0

Bestimmungen der Thymidinkinase (Tab. 2) an PHA-stimulierten Lymphocyten von Normalfällen ergeben Enzymwerte von 110 - 155 nMol/min/10^{10} Zellen. Dabei spielen Verunreinigungen mit Granulocyten keine Rolle, da diese keine Thymidinkinase enthalten.

Tabelle 2. Aktivität der Thymidinkinase (nMol/min/10^{10} Zellen) in PHA-stimulierten Lymphocyten von Normalpersonen und bei CLL. Die Zahlen in Klammern geben die Anzahl der untersuchten Fälle an: vor und nach 120 min Zirkulation sowie nach 120 min. Zirkulation plus Bestrahlung

	Normalpersonen	CLL
Vor Zirkul. in vitro	111-155 (17)	0.5 -5.5 (8)
Nach Zirkul. in vitro		
gewasch. Syst.	53.2-94.0 (6)	0.5 (6)
ungewasch. Syst.	0.5-19.7 (11)	
Nach Zirkul. in vitro plus 6000 rad	0.5- 8.5 (6)	0.5 (2)
Vor Zirkul. in vivo		0.58-19.3 (6)
Nach Zirkul. in vivo plus 4000 rad		0.6 -20.0 (6)

Wurde das Normalblut in einem nicht mit Albuminlösung vorgereinigtem System von Plastikschläuchen zirkuliert, dann kam es zu einer empfindlichen Erniedrigung der Aktivität. Im vorgereinigten System war nur eine mäßige Erniedrigung zu beobachten. Nach Bestrahlung der Zellen sank die Aktivität auf nicht meßbare Werte ab.

Die Werte bei chronischen Lymphadenosen lagen nach Stimulation zwischen 0,5 und 5,5 nMol/min/10^{10} Zellen. Durch Bestrahlung, aber auch allein durch Zirkulation des Blutes sanken sie in einen nicht meßbaren Bereich ab. Bestrahlungen in vivo zeigten keinen Einfluß auf das

Enzym bei Patienten mit CLL. Niedrige Werte blieben niedrig, Zellen mit mäßiger Aktivität behielten diese bei.

Die nächste Tabelle (Tab. 3) gibt in 2 Fällen von CLL den Einfluß der Bestrahlung auf die "cap formation" wieder. Es zeigt sich ein geringer, aber deutlich nachweisbarer Effekt.

Tabelle 3. Prozentsatz der Lymphocyten mit "cap formation"

Strahlendosis (rad)	Inkubations-Zeit 0	10	(min.) 60
Fall 1			
0	2	59	80
2600	0	41	72
9600	0	28	65
Fall 2			
0	2	65	86
3100	0	31	68
10300	2	32	57

Wir hatten auch Gelegenheit, den Nucleinsäuregehalt der Zellen mit dem Impulscytophotometer nach Anfärbung mit Ethidiumbromid (ohne RNase Behandlung) in einem Fall von CLL und in einem Normalfall zu prüfen. Die Verteilung der CLL-Zellen in einer 72 Std. PHA-Kultur wurde durch die Bestrahlung (6000 rad) nicht beeinflußt. Bei den Normalzellen wurde die Bildung tetraploider Formen durch die EKB deutlich vermindert. Es soll noch erwähnt werden, daß die Bestrahlungen in ACD-Blut durchgeführt wurden und daß sich dabei ein pH von 6,5 - 6,6 fand, das sich durch die Bestrahlung nicht wesentlich veränderte. Die Blutgase zeigten eine abnorm erhöhte CO_2-Spannung (80 - 120 mmHg), die O_2-Spannung war im Anfang zur Bestrahlung vermindert (um 40 mmHg) und stieg gegen Ende der Zirkulation auf normale oder leicht erhöhte Werte an.

Die berichteten Ergebnisse lassen bei den hier verwendeten hohen Dosen lediglich eine Bestrahlungswirkung auf verschiedene Funktionen der Blutlymphocyten erkennen, ohne eine Differenzierung zwischen strahlenresistenten und strahlenempfindlichen Patienten zu erlauben. In vorläufigen Versuchen wurde nach EKB in vitro mit Dosen von 100-300 rad eine deutliche Stimulierung des Thymidineinbaues und der Blastenbildung in PHA-Kulturen von CLL-Zellen beobachtet. Diese Wirkung niedrigerer Strahlendosen wird zur Zeit weiter geprüft.

LITERATUR

1. CHERTKOV, I.L., AGRANENKO, V.A.: Atomic Energy Review Vol. 9, p 507, IAEA Vienna 1971.

2. CLESS-BERNERT TRAUDE, FRISCHAUF, H., HONETZ, N., MADL, W., MITTERMAYER, K.: In: Radioakt. Isotope in Klinik und Forschung, Vol. 10, Urban & Schwarzenberg 1973, p. 256.

3. FIELD, E.O., DAWSON, K.B., PECKHAM, M.J., HAMMERSLEY, P.A., COOLING, C.J., MORGAN, R.L., SMITHERS, D.W.: Blood 36, 87 (1970).

4. FLIEDNER, T.M., MEURET, G.: Klin. Wschr. 49, 895 (1971).

5. LAJTHA, L.G., GARRETT, J.V., TURNER, L., GILBERT, C.W., HALNAN, K.E., EASSON, E.C., NUTTALL, P.M.: Brit. J. Haematol. 10, 39 (1969).

6. MEURET, G., SCHÜTZ, W., HARRIS, B.E., FLIEDNER, T.M., HOELZER, D., AFKHAM, J., OBRECHT. P., MUSSHOFF, K., HEINZE, V., TOURKANTONIS, A.: Strahlenther. 137, 429 (1969).

7. WILLMANNS, W.: Klin. Wschr. 45, 501 (1967).

Lymphocytopoiesis after Irradiation[1]

B. Nelson[2] and T. M. Fliedner

INTRODUCTION

Not until after I accepted with pleasure the invitation to come to Vienna and submitted an abstract did I learn that the emphasis was to be on _small_ doses of irradiation. At first I was dismayed, because our work deals with 1,200 rads, which for lymphocytes is no small dose. However, all things are relative: For those who treat cancer, 1,200 rads _is_ a small dose, from which lymph nodes would soon recover, _unless_ the entire body were irradiated, in which case 1,200 rads is a very large dose indeed.

Radiosensitivity of Lymphocytes

There are good reasons to be concerned with the truly low doses that have long been known to affect the lymphocyte. The unusual radiosensitivity is perhaps akin to that of the oocyte, since both are so-called "resting cells", and they ought to be less sensitive than mitotically active cells. More than most cells in the adult, lymphocytes as a group have a great capacity for proliferation and differentiation when triggered by appropriate stimuli; of course, the potential of the oocyte is unexcelled in this respect (rivalled only by the fertilizing sperm). Fascinating as the paradoxic radiosensitivity may be, the assessment of lymphopoiesis after irradiation at lower doses is discouragingly complicated. Criteria and endpoints are not readily chosen: Many lymphocytes are killed outright but others circulate for years, without any prospect of progeny. In fact the demonstration of the very long life of some lymphocytes in the human depends on the fact that irradiated lymphocytes may continue to circulate until stimulated to divide by the cytogeneticist who recognizes chromosomal abnormalities that could not have survived a previous mitosis (1).

Even though cytogenetic studies can be used for dosimetric estimations of surprisingly low doses (2), the overall effect of such low doses on lymphopoiesis is obscured by the dramatic direct effects on lymphocytes. Because the killing effects of irradiation are not always clearly distinguished from those impairing cell proliferation, the literature on irradiation of lymphoid tissue is often confusing.

---

[1]Work supported by the European Atomic Energy Community, the Fraunhofer Gesellschaft and the United States Atomic Energy Commission

[2]Guest-professor from the Oak Ridge Associated Universities, Oak Ridge, Tennessee

Evaluation of Radiation Effects on Lymphopoiesis

Among the recent reviews that pay attention to lymphopoiesis after irradiation is the excellent and encycloped chapter by COTTIER et al. (in German) (3). The much shorter chapter by KOZINETS (in English) (4) has a broader scope than its precisely relevant title suggests. CRONKITE'S review is especially current in its perspective (5).

Rather than reviewing these reviews, I wish to emphasize that in evaluating lymphopoiesis after irradiation, we should remember (Fig. 1):

1. The term "lymphocytes" is applied to a group of morphologically similar cells that differ in origin, function, life-span, and potential for proliferation and differentiation.

2. They are deployed in various complex arrangements. Lymphoid tissues have morphologic peculiarities, some of which can be related to special functions. (Consider the thymus, lymphnodes, spleen, marrow, gut, and tonsils, not to mention the avian busa).

3. Many have a remarkable "recirculation" in blood and lymph, with a constant traffic in and out of lymphoid tissues.

4. Most are paradoxically radiosensitive (for "resting cells") but some persist in tissues even after supralethal total-body irradiation.

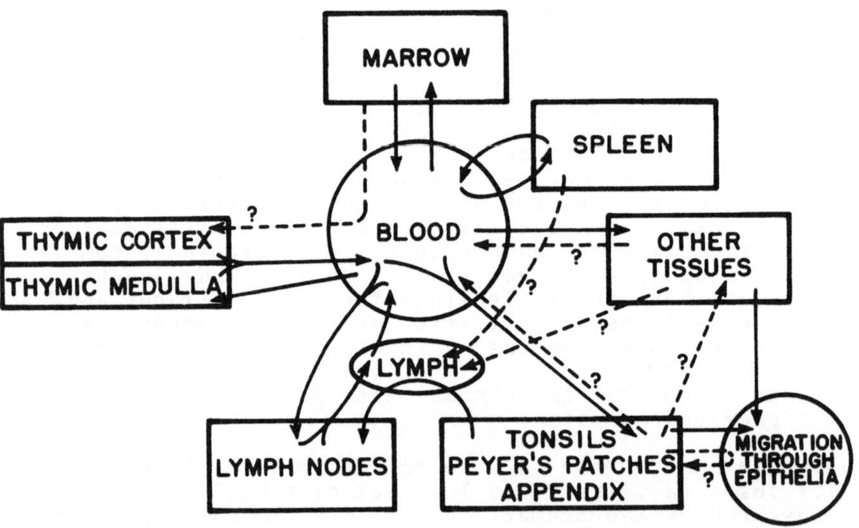

Fig. 1. Schematic representation of the migration, circulation, and recirculation of lymphocytes. Rectangles indicate sites of lymphocytopoiesis. (Modification of Figure 38, COTTIER et al., Regeneration, Hyperplasie und Onkogenese der lymphoretikularen Organe. In: Handbuch der Allgemeinen Pathologie, VI. Band, 2. Teil, Springer Verlag, Berlin, Heidelberg, New York, pp. 496-766, 1969, by permission of Dr. COTTIER and the publisher)

Restoration of the Lymphatic Tissue After Irradiation and Leukocyte Transfusion

Keeping these considerations in mind, we can apply them to the following experimental model (6):

Beagles can be kept alive for 10 days after 1,200 rads by administration of antibiotic and parenteral fluids. They recover from the acute gastrointestinal radiation syndrome but have a profound leukopenia. When such dogs are killed at 10 days, their marrow is found to be devoid of hemopoietic activity. If shortly after 1,200 rads of total-body irradiations dogs are given i.v. injections of mononuclear cells previously derived from their own blood, or from the blood of other dogs, considerable restoration of hemopoiesis is evident at 10 days.

This model has been developed primarily to work out problems related to hemopoietic transplantation, but replacement of lymphopoiesis is an integral part of this procedure as presently conducted. And, for any transplantation except with genetically identical donor and recipient, lymphopoiesis must be considered from the aspects of graft rejection, graft-versus-host reactions, immunosuppressive therapy and induced tolerance.

In this discussion we will consider only axillary lymph nodes from these dogs. In comparison to a node from a nonirradiated normal beagle,

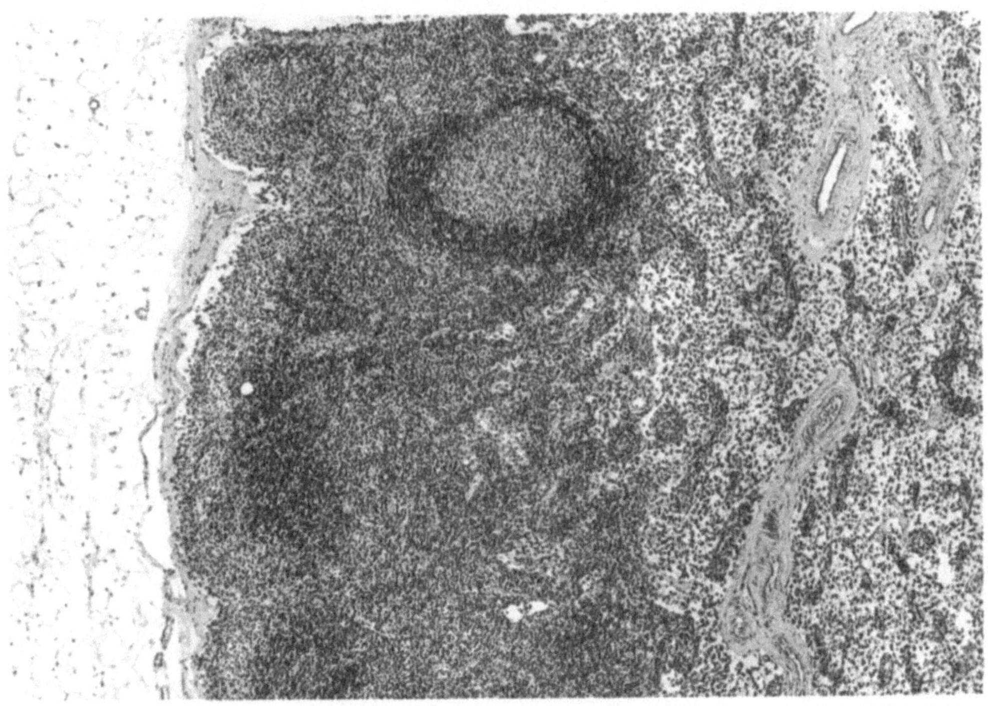

Fig. 2. Axillary lymph node of healthy control beagle (hematoxylin and eosin)

which has a thick dark-staining periphery that includes the diffuse cortex, germinal centers, the paracortex, and paracortical nodules (7), 10 days after 1,200 rads the nodes have lost most of their basophilia, due to the decrease in the number of lymphocytes (Fig. 3). If after

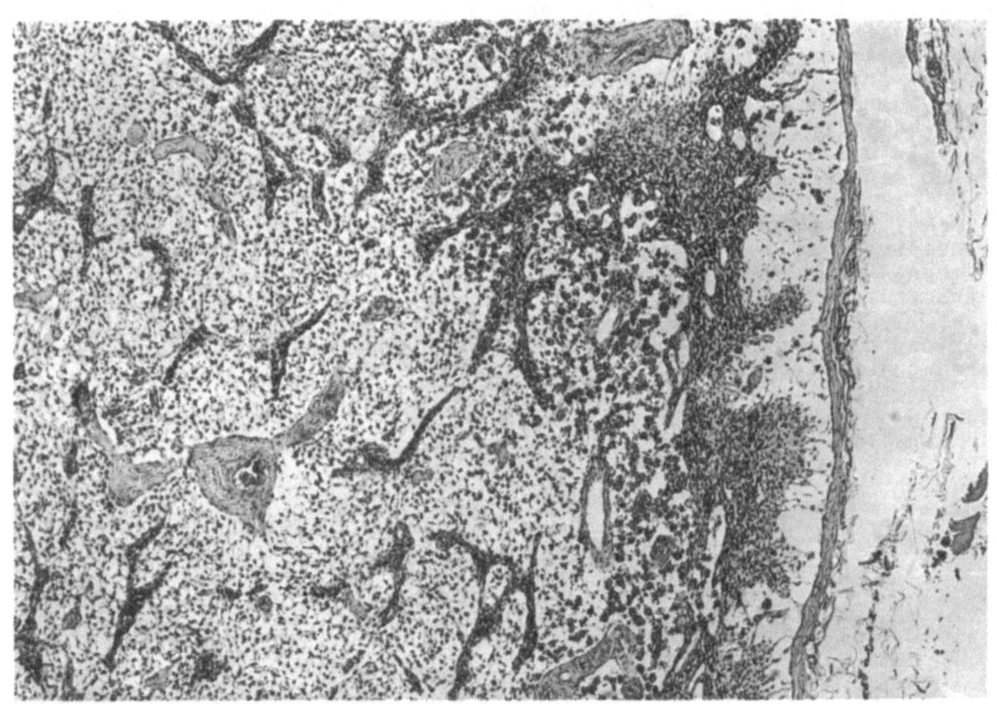

Fig. 3. Axillary node 10 days after 1,200 rads total-body irradiation (Hematoxylin and eosin)

1,200 rads such dogs are given cells taken from their own blood shortly before the irradiation, the nodes show varying degrees of repopulation at 10 days (Fig. 4). This return in cellularity indicates that the administered cells reached the nodes. Moreover, to account for the cellularity of the nodes the administered cells must have proliferated. Similar restoration is seen after administration of autologous blood cells that had been frozen and stored for months. Some of the nodes had a cellularity approaching normal. Following is a tabulation of salient histologic findings in axillary lymph nodes 10 days after 1,200 rads (Table 1).

Mitoses are readily demonstrable in the cortical, paracortical, and medullary regions. In some sections mitoses are especially conspicuous in small nodules of cells interpreted as early germinal centers. Many of these nodules are poorly defined, and morphologic criteria for identifying such as early germinal centers are inadequate. Nevertheless it is apparent that they are in the proper locations in the cortex. Perhaps these proliferating nodules could be identified and counted better

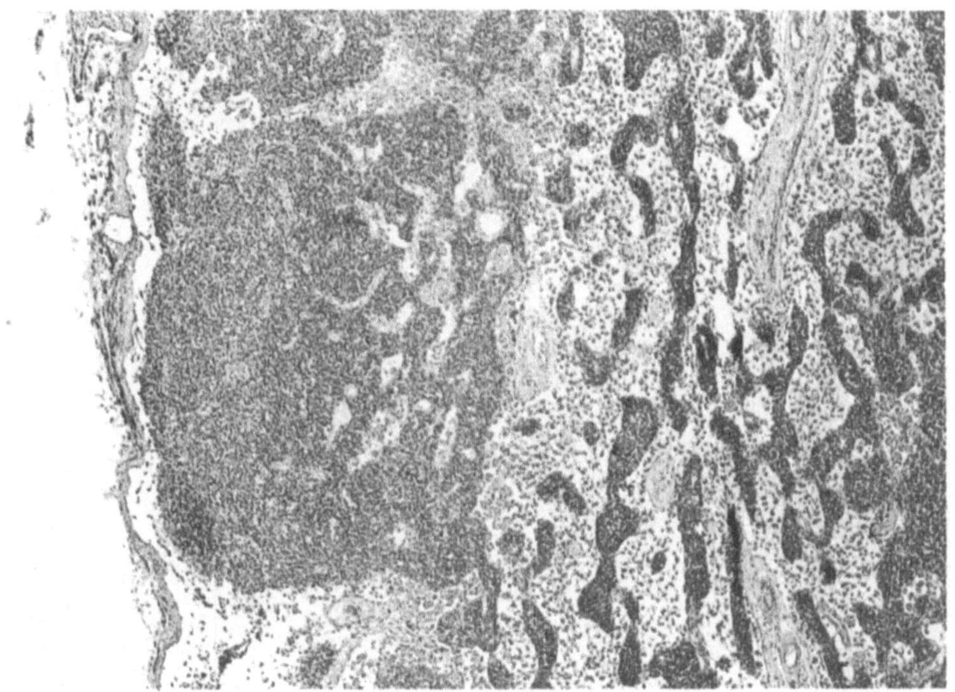

Fig. 4. Axillary node 10 days after 1,200 rads and 7.5×10^9 autologous mononuclear blood cells (hematoxylin and eosin)

2 weeks after irradiation; the histologic regeneration of lymph nodes in this model has not been described, although ultimately complete regeneration has been reported (8).

Even after 1,200 rads the possibility of later contributions to lymphopoiesis from irradiated precursors is not entirely excluded, although we found no evidence for this in the 10-day controls. The pattern of restoration we observed in the nodes is significant because of the current concept that lymphocytes can be classed as thymus-derived "T cells" and thymus-independent "B cells". Germinal centers are formed by "B cells", and the demonstration of specific localisation of administered mononuclear cells might help to characterize differences in function of these morphologically similar cell types circulating in the blood.

This dog model could be also used to study late effects after "supralethal irradiation", and in the context of this discussion, possible effects on the stroma and microenvironment of the lymphoid tissues. Certainly one of the most striking characteristics of the model is the specific localization of administered blood cells that were monotonously similar morphologically, resulting in production of granulocytes, red cells and megakaryocytes in appropriate sites. The model also seems to show lymphopoiesis of more than one type, according to the anatomically determined ecologic niches within a lymph node.

Table 1. Histological results in axillary lymph nodes

Groups of dogs	(number)	Lymphocytes abundance	Germinal Center (GC) number per cross section	Mitoses abundance
Non-irradiated	(5)	Normal	6 - 16	0-3/GC some elsewhere
Irradiated Controls	(7)	↓↓↓	None	None
Irradiated + autologous Mononuclear blood cells				
3.5 - 7.5 x 10^9 fresh cells	(4)	↓↓	0 - 2 (early)	often more than normal, in early GC
3 - 39 x 10^9 frozen cells	(17)	↓↓↓	0 - many (early)	

LITERATURE

1. NOWELL, P.C.: Blood 26, 798 (1965).

2. BENDER, M.A.: In: Advances in Radiation Biology. New York: Academic Press, Vol. 3, p. 215 (1969).

3. COTTIER, H., HESS, M.W., ROOS, B., GRETILLAT, P.A.: In: Handbuch der Allgemeinen Pathologie, Bd. VI, 2. Teil, S. 496. Berlin, Heidelberg, New York: Springer 1969.

4. KOZINETS, G.: In: Manual on Radiation Hematology. Technical Reports, Vienna: IAEA, Series 123, 129 (1971).

5. CRONKITE, E.P.: In: Strahlenschutz in Forschung und Praxis, Bd. XIII, S. 21. Stuttgart: Georg Thieme 1973.

6. FLIEDNER, T.M., BRUCH, Ch., CALVO, W., FLAD, H.D., HERBST, E. HÖGL,E. HUGET, R., NELSON, B., SCHNAPPAUF, H.P.: Pattern of early hemopoietic regeneration in lethally irradiated dogs after transfusion of fresh and frozen blood leukocytes. Paper prepared for Second Annual Meeting of the International Society for Experimental Hematology, June 26-28, 1973.

7. NOSSAL, G.J.V., ADA, G.L.: Antigens, Lymphoid Cells, and the Immune Response. New York: Academic Press 1971.

8. STORB, R., EPSTEIN, R.B., RAGDE, H., BRYANT, J., THOMAS, E.D.: Blood 30, 805 (1967).

LITERATURE

1. MORENO, V.C.: Blood 16, 734 (1960).

2. [illegible], M.A.: In: Advances in Radiation Biology. New York: Academic Press, Vol. 3, p. 21? (1969).

3. CUTTNER?, H., [illegible], H.M., [illegible], G.: In: Handbuch der Allgemeinen Pathologie, Bd. VI, [illegible], S. 496. Berlin-Heidelberg-New York: Springer 1968.

4. KUZINOV?, [illegible] (ed.): Manual on Radiation Haematology. Technical Reports, Vienna: IAEA, Series 123, 128 (1971).

5. CRONKITE, E.P.: In: Strahlenschutz in Forschung und Praxis, Bd. XIII, S. 21. Stuttgart: Georg Thieme 1973.

6. FLIEDNER?, T.M., [illegible], HEBERT?, [illegible], NELSON?, [illegible]: [illegible] early hemopoietic [illegible] days after irradiation [illegible] prepared for second [illegible] Rapporteurs' [illegible] (1962).

7. NUSS? [illegible] the [illegible]

8. STORB?, [illegible], BRYANT?, [illegible], STOKES?, [illegible] 28 [illegible] (1967).

Antibody Formation after Irradiation and its Cellular Background

J. F. Duplan

During the past 15 years a great number of experiments have been devoted to the study of immunological processes from the point of view of the mechanism of the immune response and its role in the control of both specific and unspecific defence of the organisms. This large amount of experimental and clinical work has led to a complete renewal of our knowledge in this field. In most cases, the inhibitory effect of ionizing radiation on various steps of the immune response has been used with the purpose either to analyse a specific aspect of the immune process or to obtain new information on the radiosensitivity of the cellular components involved in immunity (13, 18).

It is not my purpose to go into the details of the various kinds of immune responses. From a schematic view-point they can be seperated into two main types: the first leads to the production of humoral antibodies (Ab) which either fix (hemolysines, cytotoxines) or do not fix (hemagglutinines) the complement (Fig. 1); the other is the "cell mediated immune response" which is implicated in delayed hypersensitivity and also plays a very important rôle in transplantation immunity (Fig. 2).

In both cases there is a common cellular ancestor, the bone marrow stem cell. This pluripotential stem cell is likely to feed a compartment of committed lymphoid precursors which has a limited capacity for self replication. Both stem cells and lymphoid precursors seem to have a radiosensitivity corresponding to a D_{37}[a] of 60 - 80 R and an EN[a] close to 2 (12). The lymphoid precursors circulate in the blood and lymphatic vessels. From then on they differentiate along two lines: B and T lymphocytes.

---

[a]The D_{37} is the dose of radiation that kills 63 percent of cells provided the dose effect curve is exponential.

The EN (extrapolation number) is determined by the intersection of the exponential part of the dose effect curve with the axis of ordinates. It corresponds to the shoulder of the curve. Both parameters are characteristic for the radiosensitivity of a given cell population.

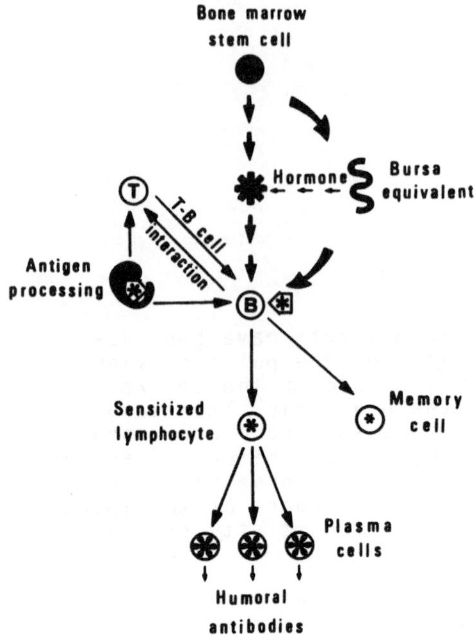

Fig. 1. Schematic representation of the main cellular events involved in the production of humoral antibodies

I Ag FIXATION AND PROCESSING

The first step in the immune response is actually more related to antigen (Ag) fixation and processing than to the cellular effectors of immunity. In some cases Ag recognition is directly realized by Ag sensitive cells whereas in other cases the Ag has first to be processed by macrophages.

There are 2 main possibilities:

1. The AG is phagocytized by extrafollicular macrophages and processed What this processing exactly is, is not settled until now.
2. The Ag is trapped on the surface of the dendritic reticulum cells present in the lymphatic follicles. There is an interaction between this trapped Ag and the B or T cells.

Both, these processes are radiosensitive.

No morphological changes are noticeable in medullary macrophages but the phagocytized Ag is no longer conveniently processed. This functional impairment starts with doses of 500 R (5).

On the other hand the characteristic foldings of the dendritic cell membrane disappear and the Ag is neither fixed in the follicles nor transfered to the lympoid cells. This change gradually develops within

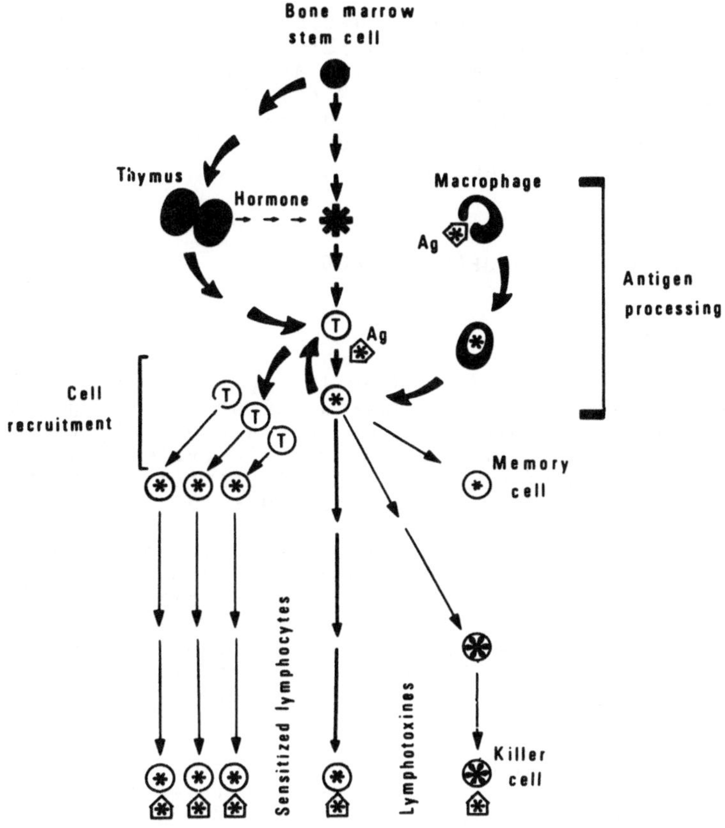

Fig. 2. Schematic representation of the main cellular events involved in the development of the cell mediated immunity

8 days after a dose of 400 R. The repair process is completed in 4 to 8 weeks (9).

As the "opsonin" level is known to be normal during this period therefore it is not its deficiency which is responsible for the inability of both types of cells to retain and properly process the Ag (16).

II PRODUCTION OF B AND T CELLS

B lymphocytes are responsible for the production of humoral Ab. In birds they originate in the bursa of Fabricius, in mammals the influence under which they differentiate is still unknown although some lymphoid organs of the intestinal tract might be considered as an equivalent to the bursa. The production of T cells is obtained through the influence of thymus. Although T cells generally acquire their functions and eventually their specific antigenic constitution (θ Ag) in the thymus itself there are good reasons to believe that this effect can be mediated by a humoral thymic factor. A comparable humoral factor of unknown origin might play a rôle in the differentiation of B cells. Both processes of differentiation are not radiosensitive at least to doses of radiation below 2,000 R (4). Once the lymphoid precursor has become a B or a T lymphocyte it belongs to the group of Ag sensitive cells or immunologically competent cells (ICC) and the immune reaction then proceeds along the following lines.

III PRODUCTION OF HUMORAL ANTIBODY

1. Primary response

When humoral Ab are elicited by the Ag the next step is the sensitization of the B cell as a consequence of the antigenic stimulus. From a radiobiological point of view the main effect of this stimulus is to trigger the ICC into several mitotic cycles. This means that this stage of the immune response is radiosensitive; depending on the animal species the D_{37} varies between 60 - 100 R (10).

Depending on the Ag, another process taking place at the time of sensitization is the interaction between T and B cells. The former produces a humoral factor that specifically stimulates the multiplication of sensitized B cells. Studies on the radiosensitivity of the B and T cooperation have led to conflicting results. Some authors claim that 2,000 R are necessary to inhibit the production of the humoral factor while others have found that a few hundred R have an inhibitory effect (3, 7).

From then on the immune response proceeds systematically: sensitized B lymphocytes transform into plasma cells which produce the different types of immunoglobulines (Ig). Plasma Cell proliferation is not necessary for the synthesis and excretion of Ab.

Consequently the D_{37} of plasma cells varies from 4,000 to 7,000 R (17) and the Ig level of the serum is not changed by doses of X rays of 1,000 R with the exception of Ig A (1). It is presently accepted that the production of this Ig A is mainly localized in the Peyer patches, therefore its disappearence is not related to an inhibition of its production but to a high rate of loss related to the destruction of the intestinal tract and to the passage of the Ig into the lumen of the intestine.

Table 1 summarized the radiosensitivity of the series of events that lead to the production of humoral antibodies. The lag phase is the period that follows the injection of Ag and during which no Ab is produced but where most of the radiosensitive steps are taking place. Conversely the period of Ab production is not sensitive to radiation.

2. Secondary response

While a certain number of sensitized cells differenciate into plasma cells some other elements acquire the capacity to retain the total information necessary for Ab production. They are called memory cells. These cells are capable of initiating a rapid and strong immune response when restimulated by the same Ag. Thus the population of immunologically responsive cells which react to a second injection of Ag

Table 1. Effect of Radiation on the Different Stages of Humoral Immune Response

Stage of immune response	Stage of immune response	Effect of radiation	
Lag phase	Ag capture and processing depends on Ag type		
	a) Phagocytosis	not affected by radiation	Radiosensitive stages
	b) Retention by macrophage	impaired by 450 R	
	c) Trapping by dendritic cells	impaired by 400 R	
	d) Processing and/or transfer	inhibited by 550 R	
	Cell production		
	Lymphoid precursors and B lymphocytes	D_{37} = 60 - 100 R	
	Cell Interaction	Suppression by 1,000 R	Radioresistant stages
Production phase	Ab production		
	Plasma cells		
	Ig M	D_{37} = 6,000 R	
	Ig G	D_{37} = 4,000 R	

is greater than that which is triggered by the first antigen stimulus. Consequently, in spite of the fact that memory cells have the same radiosensitivity as primarily sensitized B cells, identical doses of radiation will be survived by a greater absolute number of cellular effectors in case of a secondary response than of a primary. This explains the apparent radioresistance of the anamnestic response (11, 20).

3. Interval between irradiation and Ag injection

From the preceeding facts it becomes clear that the impairment of the immune response does not depend only on the radiation dosage but also on the time interval between the exposure to radiation and the injection of Ag (14, 19).

Fig. 3 shows that when whole body irradiation (400 R) takes place immediately before the injection of the Ag the maximum production of Ab is

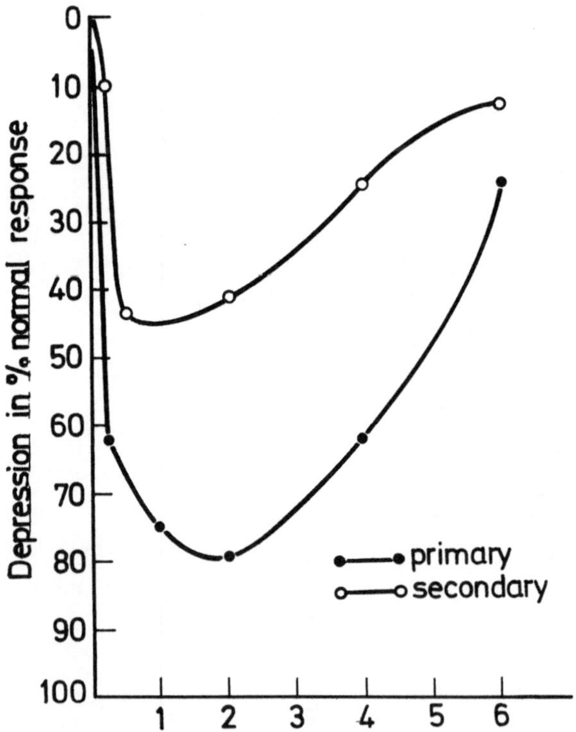

Fig. 3. Influence of the time interval between X irradiation (500 R) of mice and Ag (rat red blood cell) injection on the depression of the peak hemolysin titers (primary and secondary responses) in percent of control value

only 1/5 of the control value. When several days elapse before the Ag is introduced there is a limited recovery of the cellular population involved in the immune reaction and the peak antibody titer becomes higher. The immune reactivity of the animal does not return to normal before several weeks.

In case of an anamnestic reaction the general shape of the curve is similar but the depression is less important and the recovery of the immune reactivity is completed earlier.

When performed after Ag injection irradiation does not prevent the production of Ab but prolongs the different stages of the process.

IV CELLULAR IMMUNITY

The second main type of immune reaction is the cellular immunity corresponding to transplantation immunity and delayed hypersensitivity.

The T cells are the mediators of cellular immunity. The sensitization of T lymphocytes by Ag initiates three different effects.

1. Production of lymphokinines:

a) Some participate in the recruitement of effector cells: they are the mitogenic factor that stimulates the multiplication of lymphocytes and the transfer factor that sensitizes other T cells which have never been in contact with the Ag.

b) Others participate in the destruction of the structures carrying the Ag; they are the permeability increasing factor which is responsible for the increased concentration of lymphocytes and macrophages at the site where the Ag is localized; the lymphocytotoxines that act directly on the Ag to destroy it; the migration inhibiting factor which favors the phagocytosis.

2. Procuction of killer lymphocytes

3. Production of memory cells

Therefore the initial immune reaction is amplified to a very large extent by these various factors and it is difficult to correlate an inhibition of the final reaction with one of these different cellular and humoral events. Moreover, according to this amplification factors and specially to the cellular recruitement (6), the number and the quality of the effector cells cannot be directly related to the antigen stimulus. It is probably for these reasons that the cellular immune response when measured by graft rejection or by delayed hypersensitivity is apparently more radioresistant than the humoral immune response (2). Moreover a recent study has shown that a fraction of the T cell population might have a low radiosensitivity (15).

The most specific type of cells which differentiate in a cellular immune response is the killer lymphocyte which acts on the Ag bearing structures by direct contact. These elements are probably radioresistant and might be responsible for the low radiosensitivity of the cellular immune response. Recent studies indicate that there are 2 types of cytotoxic lymphocytes. One which continue to be cytotoxic even after irradiation doses up to 2,000 R while the other appears to be markedly inhibited by 500 R (8).

These facts have important implications in the field of organ grafting, keeping in mind that the antigen stimulus persists as long as the graft is not rejected; for this reason irradiation delays the process of rejection but does not inhibit it indefinitely.

LITERATURE

1. BAZIN, H.: In: "Radiation and the Control of Immune Response". IAEA, Vienna, 1968.
2. CELADA, F., MAKINODAN, T.: J. Immunol. 86, 638 (1961).
3. CLAMAN, H.N., CHAPERON, E.A.: Transplant. Rev. 1, 92 (1969).
4. DUPLAN, J.F.: In "Control of Cellular Growth in Adult Organism". (H. Teir and T. Rytömaa, eds) Academic Press, London, 1967 p. 182.
5. FELSMAN, M., GALLILY, R.: Cold Spring Harb. Symp. Quant. Biol. 22, 415 (1967).
6. GEIGER, B., GALLILY, R., GERY, I.: Cell. Immunol. 7, 177 (1973).
7. GOLDIE, J.H., OSOBA, D.: Proc. Soc. Exp. Biol. Med. 133, 1265 (1970).
8. GRANT, C.K., CURRIE, G.A., ALEXANDER, R.: J. Exp. Med. 135, 150 (1972).
9. HANNA, M.G., SZAKAL, A.K., NETTESHEIM, P., WALBURG, H.E.: In: "Lymphatic tissue and germinal centers in immune response". Advances in Experimental Medecine and Biology (L. Fiore Donati and M.G. Hanna, eds) vol. 5, p. 149. New York: Plenum 1969.
10. MAKINODAN, T., KASTENBAUM, M.A., PETERSON, W.J.: J. Immunol. 88, 31 (1962).
11. MAKINODAN, T., ALBRIGHT, J.F.: Prog. Allergy 10, 1 (1967).
12. McCULLOCH, E.A., TILL, J.E.: Radiat. Res. 16, 822 (1962).
13. MICKLEM, H.S., LOUTIT, J.F.: Tissue grafting and radiation. Academic Press, New York, 1964.
14. NETTESHEIM, P., WILLIAMS, M.L.: J. Immunol. 100, 760 (1968).
15. NOSSAL, G.J.V., PIKE, B.L.: Immunology 25, 33 (1973).
16. SABA, T.M., DILUZZIO, N.R.: Am. J. Physiol. 216, 910 (1969).
17. SADO, T., KUROTSU, T., KAMISAKU, H.: Radiat. Res. 48, 179 (1971).
18. TALIAFERRO, W.H., TALIAFERRO, L.G., JAROSLOW, B.N.: Radiation and Immune Mechanisms. New York: Academic Press 1964.
19. TALIAFERRO, W.H., TALIAFERRO, L.G.: J. Immunol. 103, 559 (1969).
20. TAO, T.W., LEARY, P.L.: Nature 223, 306 (1969).

Veränderungen der Antigenitätsaktivität des Serumeiweißes nach Bestrahlung von Lymphknoten

L. Miltényi, Z. Dézsi und Gy. Vargha

Den Strahlentherapeuten ist wohl bekannt, daß das Verschwinden des bestrahlten Tumors die Unterstützung des Organismus verlangt. Die abgetöteten Zellen und Gewebe werden vom Organismus durch körpereigene Systeme entfernt.

Bei diesen Systemen spielt das Immunsystem eine große Rolle. Das Antigen und der Antikörper sind die beiden Hauptkomponenten der Immunreaktionen. Durch die Strahlenbiologie sind die Antikörpersynthese, ihre Beeinflussung und Ausschaltung eingehend untersucht worden, aber unsere Kenntnisse sind gering, was die Veränderungen der Antigene betrifft.

Nach Ganzkörperbestrahlung reicht bei Tierexperimenten die relativ geringe Strahlendosis nicht aus, die Antigene zu schädigen. Die therapeutische Bestrahlung mit hohen Dosen kann dagegen zu strukturellen Veränderungen der Antigene führen.

Der Nachweis der Veränderungen ist ein schwieriges Problem, da man mit kleinen Veränderungen zu rechnen hat. Eine besondere Schwierigkeit besteht darin, daß man zum Nachweis der Veränderungen solche Proben des lebendigen Organismus braucht, welche nach Bestrahlung schnell entnommen worden sind. Aufgrund dieser Verhältnisse muß man vorher gründliche in-vitro-Experimente durchführen.

In unseren früheren Arbeiten haben wir die Veränderungen der Antigene von gelöstem menschlichen Serumalbumin (HSA) nach Bestrahlung (^{60}Co-γ-Strahlung) beschrieben (1, 2). Nach Bestrahlung haben wir gefunden, daß sich die Antigeneigenschaften des HSA in Abhängigkeit von der Dosis ändert. Die Veränderung besteht in einer Abnahme der ursprünglichen Antigeneigenschaft und ist quantitativ meßbar. Auch nach Neutronenbestrahlung konnten wir diese Veränderung beobachten.

Das Serumalbumin (SA) wurde deshalb gewählt, weil es in den Zellen und Geweben überall vorhanden ist. Wir haben ebenfalls sein Verhalten nach Leberbestrahlung untersucht (3). Unsere Ergebnisse waren den früheren ähnlich: das Eiweiß der Leber vom Albumintyp verhielt sich dem SA ähnlich, aber die Veränderung der Antigenaktivität kam infolge der Anwesenheit von Zellen- und Gewebebestandteilen bereits nach kleineren Strahlendosen zustande. Aufgrund der Ergebnisse unserer bisherigen Experimente setzten wir unsere Arbeit mit der Untersuchung anderer Gewebe fort. Über die Antigenitätsveränderung des SA in den Lymphknoten wird hier berichtet.

METHODIK

Bei unseren Experimenten wurden aus Kaninchen hergestellte Lymphknotensuspensionen verwendet. Die Lymphknoten wurden vorher mittels Lymphographie lakalisiert. Wir haben Lymphknoten des Beckens benutzt. Im ersten Schritt der Präparation haben wir eine Zellsuspension in physiologischer Kochsalzlösung angefertigt. Diese Suspension wurde dann in mehrere gleiche Mengen geteilt und in vitro mit verschiedenen Dosen (10^4 - $5x10^5$ rad) bestrahlt. Die Bestrahlung wurde mit dem Gravicert Typ ^{60}Co-Bestrahlungsgerät (Dosisleistung 10000 rad/min) durchgeführt.

Antikörper gegen Kaninchen-SA wurden in Meerschweinchen mit Hilfe von kompletten Freundschen Adjuvantien erzeugt. Als Test-Methode haben wir den Ouchterlony-Test zu qualitativen Zwecken und die Fahey-Methode zur quantitativen Messung verwendet (4, 5).

ERGEBNISSE

Es gab keine Veränderung der Zellzahlen vor und nach der Bestrahlung. Mit May-Grünwald-Giemsa-Färbung ist in der Zellstruktur keine Veränderung sichtbar. In der doppelten Diffusion der Vollsuspensionen ist die Präzipitationslinie des Albumins gut zu sehen, ihre Intensität ändert sich mit steigender Strahlendosis.

Die Zellpartikel der Suspensionen bilden keine Präzipitationslinie, das reaktionsfähige Albumin befindet sich in gelöstem Zustand.

Zur Messung der Antigenität haben wir das 24-Std.-Ergebnis des Fahey-Tests benutzt. Zum Vergleich haben wir Kaninchenalbuminproben von bekannter Menge benutzt.

Tabelle 1. Die Antigenaktivität von Kaninchen-Serumalbumin (KSA) in Lymphknotengewebe nach Bestrahlung in vitro. Die Angaben sind in Prozent der Antigenaktivität des unbestrahlten Antigens bei gleicher Proteinmenge gemacht

Dosis (rad)	Antigenaktivität des KSA (%)
0	100
10^4	80
$5x10^4$	60
10^5	35
$5x10^5$	20

Tabelle 1 zeigt die prozentuale Abnahme der Antigenaktivität bei gleichem Stickstoffgehalt und gleicher Anfangskonzentration.

Die Ergebnisse, die in der Tabelle dargestellt sind, zeigen die Abnahme der Antigenaktivität nach verhältnismäßig kleinen Strahlendosen.

Aufgrund der Angaben in der Literatur ermöglicht die Vervollkommnung der immunologischen Techniken, Schädigungen der Antigene zu erkennen (6-8).

Aufgrund dieser Experimente und unserer früheren Arbeiten möchten wir annehmen, daß bei der Beurteilung der Strahlenwirkung die Schädigung der Antigene in den Geweben nicht zu vernachlässigen ist und daß diesen Effekten bei der Strahlentherapie eine Bedeutung zukommt. Die Klärung des Zustandekommens und Ablaufes dieser Strahlenwirkung ist eine Aufgabe der Zukunft.

LITERATUR

1. MILTÉNYI, L., VARGHA, Gy., DÉZSI, Z.: Magy. Radiol. 23, 337 (1971).
2. MILTÉNYI, L., VARGHA, Gy., DÉZSI, Z.: Strahlentherapie 145, 51 (1973).
3. MILTÉNYI, L., VARGHA, Gy., DÉZSI, Z.: Magy. Radiol. Kongr. Budapest 1972.
4. OUCHTERLONY, Ö.: Progress of allergy 5, 1. S. Karger, Basel 1958.
5. FAHEY, J.L., McKELVEY, E.M.: J. Immunol. 94, 84 (1965).
6. JANSSON, H., EINHORN, N., FAGREUS, A., EINHORN, J.: Radiology 90, 536 (1969).
7. BONGIOANI, M., DE NENNO, T., PERAZZO, E.: Arch. Sci. Med. 126, 736 (1969).
8. DE HALLEUX, F.: Strahlentherapie 139, 196 (1970).

Tabelle II zeigt die prozentuale Abnahme der Aktivgeschwindigkeit bei gleichem Stickstoffgehalt und gleicher Anfangskonzentration.

Die Ergebnisse, die in der Tabelle dargestellt sind, zeigen die Abnahme der [illegible] nach [illegible] Strahlendosen.

Aufgrund der [illegible] der Literatur ermöglicht die [illegible] immunologischen Techniken, [illegible] der Antigene zu sichern (6-8).

Aufgrund dieser Experimente und [illegible] Ergebnisse müssen wir annehmen, daß bei der Bestrahlung der Strahlendosis [illegible] der Antigene in den [illegible] vermocht sind, [illegible] Effekten [illegible] Strahlenschutzmittel [illegible] Klärung der [illegible] und [illegible] dieser [illegible] Aufgabe der Zukunft.

LITERATUR

1. [illegible]
2. [illegible]
3. [illegible] Berlin [illegible] Budapest 1972
4. OUCHTERLONY, O.: Progress of Allergy [illegible] S. Karger, Basel 1958.
5. FAHEY, J.L., McKELVEY, E.M.: J. Immunol. 94, 84 (1965).
6. [illegible]
7. [illegible]
8. [illegible]

Veränderungen der Immunglobuline bei bestrahlten Patienten, Verlaufskontrollen

J. Dimopoulos

Einen Einblick in die immunologische Reaktionslage des Patienten können sowohl Untersuchungen der zellgebundenen Immunität, als auch des Antikörpergehaltes im Serum vermitteln. Bei der Bestrahlung werden bekanntlich nicht nur die antikörperproduzierenden Zellen geschädigt bzw. zerstört, sondern auch die Eiweißkörper direkt angegriffen. Eine der zahlreichen Theorien über die Strahlenwirkung beruht auf dieser Eigenschaft der ionisierenden Strahlen. Zahlreiche Publikationen, sowohl tierexperimentell als auch an bestrahlten Patienten durchgeführte, befassen sich mit den Veränderungen der Eiweißkörper im Blut. So berichten u.a. RÖSSLER und LAHL (11) über elektrophoretische, ROSE und MOLDENHAUER (10) über immunoelektrophoretische, RÖSSLER und REICHEL (12) sowie SCHMIDT et al. (14) über elektrophoretische und immunoelektrophoretische Untersuchungen nach Röntgen-Ganzkörperbestrahlung bei Ratten.

PETERS und BAUER (7) untersuchten ebenfalls bei Ratten die Serumeiweißveränderungen nach intravenösen Injektionen von ^{32}P, ^{89}Sr und ^{198}Au. An bestrahlten Patienten untersuchten KONYA et al. (4) mittels Papierelektrophorese die Veränderungen der Serumeiweißfraktionen bei weiblichen Karcinomkranken, während EINHORN et al. (3) die Veränderungen der Immunglobuline bei Patientinnen, welche wegen eines Ca. colli uteri bestrahlt wurden, kontrollierten. LIEBNER et al. (5) führen ähnliche Untersuchungen durch und überprüften die Ergebnisse auf ihre prognostische Aussagekraft. Mit dem Einfluß der Bestrahlung auf das Properdinsystem, also der unspezifischen Abwehr, befaßten sich REISSMANN (9) sowie DALOS et al. (2).

Die mit Hilfe der Papierelektrophorese gewonnenen Ergebnisse geben nur grobe Anhaltspunkte und umfassen in jeder Fraktion eine große Anzahl von Proteinen. Die Immunoelektrophorese gibt zwar mehr Einzelheiten, eine quantitative Aussage kann jedoch praktisch nur mit Hilfe der von MANCINI et al. (6) angegebenen radialen Immunodiffusion gemacht werden. Gerade Untersuchungen mit Hilfe der radialen Immunodiffusion haben wir aber in der uns zugänglichen radiologischen Literatur nicht gefunden. Außerdem basiert die Mehrzahl der Berichte auf experimentellen Tierversuchen nach Ganzkörperbestrahlung oder befaßt sich mit Patienten, bei denen durch den noch vorhandenen Tumor die Ergebnisse beeinflußt wurden.

Ziel unserer Arbeit war es, die Einflüsse der ionisierenden Strahlung auf bestimmte Eiweißfraktionen im Serum, unter den üblichen Bestrahlungsbedingungen zu untersuchen. Die Ergebnisse sollten nach Möglichkeit von keinen anderen Faktoren als durch die Bestrahlung beeinflußt werden. Berichtet wird über die Untersuchungsergebnisse bei 24 radikal operierten Tumorpatienten, welche uns zur postoperativen Bestrahlung überwiesen wurden. Sämtliche Patienten erhielten eine Herddosis von etwa 6000 rad, einige auf mehrere Felder, in einem Zeitraum von 4 - 7 Wochen. Es war also bei allen Patienten die verabreichte Herddosis gleich, geändert hat sich jeweils die bestrahlte Region und das Gewebsvolumen.

Vor und bei Beendigung der Bestrahlungsserie sowie einen Monat nach der letzten Bestrahlung wurde das Serum mittels Elektrophorese, Immunoelektrophorese und Immunodiffusion untersucht. Bei der letzten wurden die Immunglobuline IgG , IgA und IgM , sowie das Komplement C 3 bestimmt. Die Untersuchungen erfolgten mittels Papierlektrophorese, Agargel-Immunoelektrophorese und Agargel-Immunodiffusionsplatten der Firma HYLAND. Um die Strahlenwirkung durch andere Faktoren nicht zu beeinflussen, wurden Patienten, bei welchen während der Untersuchungszeit ein Rezidivtumor oder Metastasen auftraten, ausgesondert. Ebenso ausgesondert wurden Patienten, welche an einer Lebererkrankung oder einem nephrotischen Syndrom litten oder bei welchen es im Verlaufe der Bestrahlung zu Durchfällen kam. Patienten, welche vor oder während der Untersuchungszeit mit Cytostatica behandelt wurden, oder wegen einer immunwirksamen Krankheit, wie z.B. Lymphogranulom, zur Bestrahlung zugewiesen wurden, wurden in die Untersuchungsreihe nicht aufgenommen. Die bei den Kontrollen, bei Beendigung und einen Monat nach der letzten Bestrahlung ermittelten Werte wurden mit den Anfangswerten verglichen und als vermehrt, vermindert, bzw. gleichgeblieben eingetragen. Demnach kann ein von uns als vermehrt eingetragener Befund im Vergleich zur Norm vermindert sein, und umgekehrt, ein verminderter Wert über der Norm liegen.

Die Auswertung der immunelektrophoretischen Befunde zeigte zwar bei manchen Patienten Dysproteinämien auf, durch die Verlaufskontrollen aber konnten keine wesentlichen Änderungen festgestellt werden.

In Tabelle 1 sind die mit Hilfe der Papierelektrophorese bei der ersten und zweiten Kontrolle gewonnenen Vergleichswerte des Gesamteiweißes und der γ-Globuline eingetragen. Durch die Bestrahlung kam es dem-

Tabelle 1. Veränderungen des Gesamteiweißes und der γ-Globuline bei Beendigung der Bestrahlung (1. Kontrolle) und einen Monat danach (2. Kontrolle) mittels Papier-Elektrophorese. (relative Werte, bezogen auf die Messungen vor der Bestrahlung)

Gesamt-Eiweiß

	Vermehrt	Gleich	Verringert
I Kontrolle	11 = 45,8%	4 = 16,7%	9 = 37,5%
II Kontrolle	11 = 45,8%	3 = 12,5%	10 = 41,7%

γ-Globuline

	Vermehrt	Gleich	Verringert
I Kontrolle	11 = 45,8%	2 = 8,4%	11 = 45,8%
II Kontrolle	9 = 37,5%	3 = 12,5%	12 = 50,0%

nach bei etwa gleichvielen Patienten zu einer Erhöhung bzw. Erniedrigung der Werte, nur bei wenigen Patienten waren die Befunde unverändert.

In den Abb. 1-3 sind die Vergleichswerte der Immunglobuline, IgG, IgA und IgM, aufgezeigt. Angegeben ist bei der jeweiligen Kontrolle oben

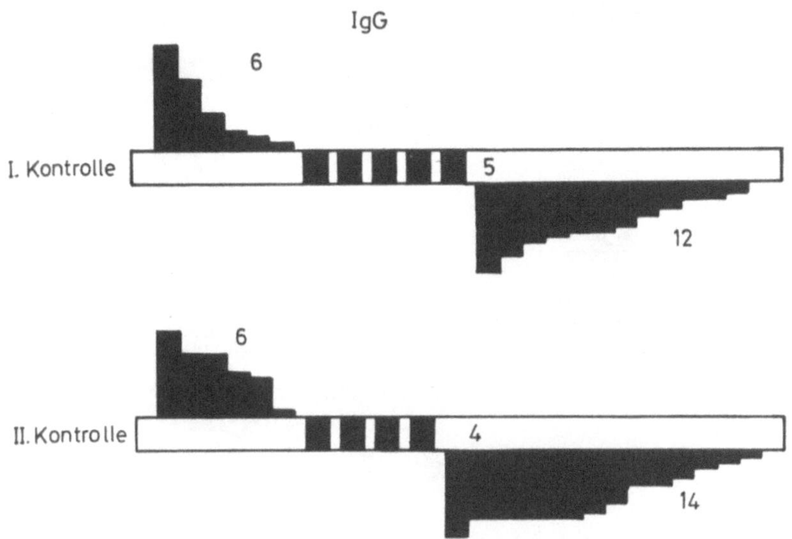

Abb. 1. Zahl der bestrahlten Patienten mit erhöhten, gleichgebliebenen und erniedrigten IgG Werten (relative Werte, bezogen auf die Messungen vor der Bestrahlung)

die Anzahl der Patienten, welche einen erhöhten, in der Mitte einen gleichgebliebenen und unten einen erniedrigten Wert aufwiesen. Bei allen Fraktionen fanden wir schon bei der ersten Kontrolle bei der Mehrzahl der Patienten, verglichen mit der Ausgangssituation vor der Bestrahlung, niedrigere Werte. Diese Differenz wird bei der zweiten Kontrolle noch größer. Die Unterschiede sind bei den IgM und IgA am stärksten ausgeprägt, während die Veränderungen der IgG nicht so deutlich ausfallen. In ähnlicher Weise haben wir das Verhalten des Komplementfaktors C 3 (β_1-C-Globulin, in Serum als β_1-A und α_2-D-Globulin vorkommend) untersucht. Die Ergebnisse sind in Abb. 4 eingetragen. Wie auf der Abbildung erkennbar, zeigt der Komplementfaktor C 3 ein anderes Verhalten als die von uns untersuchten Immunglobuline und zwar fanden wir bei Beendigung der Bestrahlung bei 59% erhöhte, und nur bei 37% der Patienten erniedrigte Werte. Bei der zweiten Kontrolle aber zeigte sich eine Umkehrung, wobei nur 16% erhöhte und 75% der Patienten erniedrigte Werte aufwiesen. Es zeigte sich somit, daß es durch die Bestrahlung zu einer Verminderung der von uns untersuchten Eiweißfraktionen kommt und daß die niedrigsten Werte nicht während der Bestrahlung, sondern einige Wochen nach Abschluß der Behandlung zu erwarten sind. Im weiteren Verlauf unserer Untersuchungen wollten wir nachweisen, ob diese Befunde mit der Größe des durchstrahlten Gewebsvolumens in Zusammenhang stehen. So haben wir die Befunde vom Gesamteiweiß, IgG, IgA und IgM und C 3 in drei Gruppen eingeteilt. In der

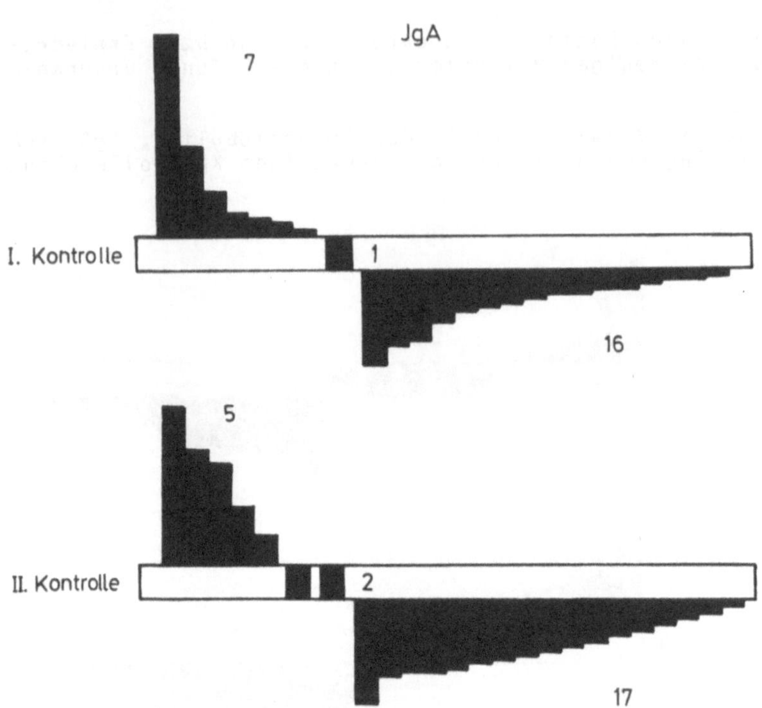

Abb. 2. Zahl der bestrahlten Patienten mit erhöhten, gleichgebliebenen und erniedrigten IgA Werten (relative Werte, bezogen auf die Messungen vor der Bestrahlung)

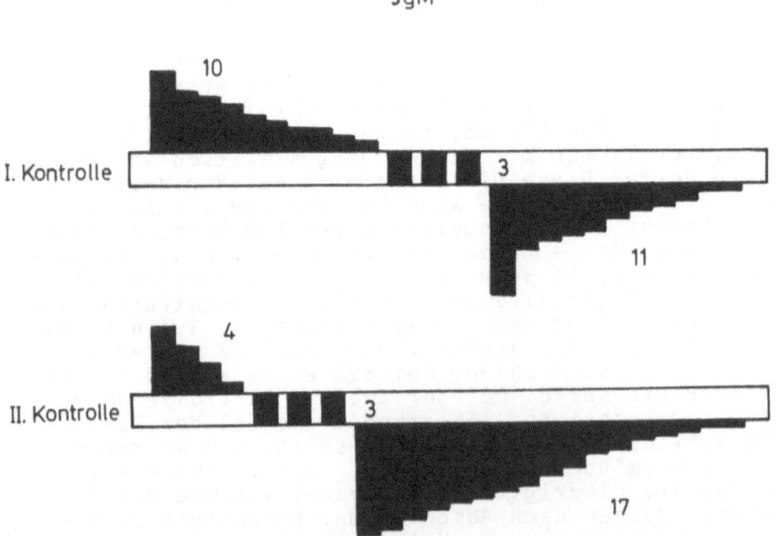

Abb. 3. Zahl der bestrahlten Patienten mit erhöhten, gleichgebliebenen und erniedrigten IgM Werten (relative Werte, bezogen auf die Messungen vor der Bestrahlung)

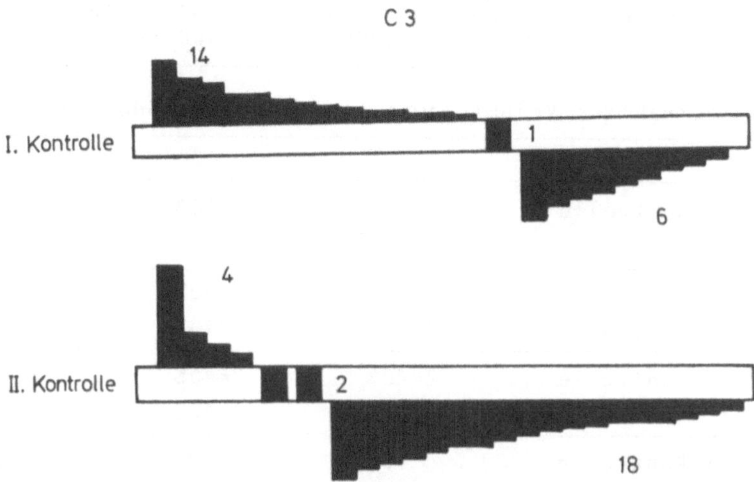

Abb. 4. Zahl der bestrahlten Patienten mit erhöhten, gleichgebliebenen und erniedrigten C 3 Werten (relative Werte, bezogen auf die Messungen vor der Bestrahlung)

Tabelle 2. Gesamteiweiß und Immunoglobulinwerte bei Patienten, deren bestrahltes Gewebsvolumen unter 1,000 cm³ lag

		Bestrahltes Volumen unter 1000 ccm		
		+	0	-
Gesamt-protein	I Kontrolle	4=50%	0	4=50%
	II Kontrolle	4=50%	0	4=50%
IgG	I Kontrolle	4=50%	0	4=50%
	II Kontrolle	4=50%	0	4=50%
IgM	I Kontrolle	3=37,5%	1=12,5%	4=50%
	II Kontrolle	2=25%	2=25%	4=50%
IgA	I Kontrolle	3=37,5%	0	5=62,5%
	II Kontrolle	3=37,5%	0	5=62,5%
C 3	I Kontrolle	4=50%	1=12,5%	3=37,5%
	II Kontrolle	1=12,5%	3=37,5%	4=50%

ersten Gruppe (Table 2) sind die Werte der Patienten eingetragen, bei denen weniger als 1,000 cm³ Gewebsvolumen durchstrahlt wurden. Hier findet man praktisch keine nennenwerten Veränderungen, obwohl bei der IgA und IgM eine etwas größere Anzahl von Patienten verminderte Werte aufwies. Diese Tendenz verstärkt sich in der zweiten Gruppe, wo das durchstrahlte Gewebsvolumen zwischen 1,000 und 2,5000 cm³ ist (Table 3). In der letzten Gruppe aber (Tabelle 4), -das bestrahlte Gewebsvolumen

Tabelle 3. Gesamteiweiß und Immunoglobulinwerte bei Patienten, deren bestrahltes Gewebsvolumen zwischen 1,000 und 2,5000 cm^3 lag

Bestrahltes Volumen zwischen 1,000 - 2,500 ccm				
		+	0	-
Gesamt-protein	I Kontrolle	2=40%	1=20%	2=40%
	II Kontrolle	2=40%	0	3=60%
IgG	I Kontrolle	1=20%	2=40%	2=40%
	II Kontrolle	2=40%	2=40%	1=20%
IgM	I Kontrolle	2=40%	2=40%	1=20%
	II Kontrolle	0	2=40%	3=60%
IgA	I Kontrolle	0	0	5=100%
	II Kontrolle	0	0	5=100%
C 3	I Kontrolle	3=60%	0	2=40%
	II Kontrolle	2=40%	0	3=60%

Tabelle 4. Gesamteiweiß und Immunoglobulinwerte bei Patienten, deren bestrahltes Gewebsvolumen über 2,500 cm^3 lag

Bestrahltes Volumen über 2,500 ccm				
		+	0	-
Gesamt-protein	I Kontrolle	6=54,5%	2=18%	3=27,5%
	II Kontrolle	6=54,5%	0	5=45,5%
IgG	I Kontrolle	1=9%	3=27,5%	7=63,5%
	II Kontrolle	1=9%	2=18%	8=73%
IgM	I Kontrolle	4=36,5%	1=9%	6=54,5%
	II Kontrolle	1=9%	2=18%	8=73%
IgA	I Kontrolle	4=36,5%	0	7=63,5%
	II Kontrolle	3=27,5%	1=9%	7=63,5%
C 3	I Kontrolle	6=54,5%	0	5=45,5%
	II Kontrolle	1=9%	0	10=91%

liegt über 2,500 cm^3-, findet man neben einer Zunahme des Gesamteiweißes eine eindeutige Abnahme der Immunglobulinwerte sowohl bei der ersten als auch bei der zweiten Kontrolle. Das C 3 Komplement zeigt bei der ersten Kontrolle wiederum bei einer größeren Anzahl von Patienten eine Zunahme und bei der zweiten eine deutliche Abnahme. 91 Prozent der Patienten weisen eine Abnahme des Komplementgehaltes auf. In der letzten Gruppe wurden Patienten, welche wegen eines Mamma- bzw. wegen eines Harnblasenkarcinoms bestrahlt wurden, aufgenommen. Obwohl bei der letzteren, im Unterbauch bestrahlten Patienten, ein Teil des Darmes und dadurch auch der Payer'schen Plaques im Feld lagen, fanden wir keine Unterschiede der Ergebnisse zwischen diesen beiden an verschiedenen Lokalisationen bestrahlten Patientengruppen. Somit legen diese Ergebnisse die Annahme nahe, daß die Payer'schen Plaques an der Produktion von Antikörpern nicht maßgebend beteiligt sind, da auf Grund der relativ hohen verabreichten Dosen mit ziemlicher Sicherheit eine Zerstörung der ausgesprochen strahlenempfindlichen Plaques anzunehmen ist. Inwieweit die durch die Bestrahlung entstehende Hypo-γ-Globulinämie auf die Heilungs- bzw. Überlebenschancen der Patienten einen Einfluß hat, muß erst durch Langzeitstudien überprüft werden, obwohl außer Zweifel stehen sollte, daß neben der gezielten Tumorbekämpfung auch eine Immun-Therapie die Erfolgsaussichten nur bessern kann.

LITERATUR

1. BIRKE, G., JACOBSSON, F., LILJEDAHL, S., PLANTIN, L., WETTERFORS,J.: Acta Radiol. Ther. Phys. Biol. 6, 113 (1967).
2. DALOS, B., BIHARI, C., GODAN, F.: Radiol. biol. ther. 8, 263 (1967).
3. EINHORN, N., JOHNSSON, J., FAGRAEUS, A.: Radiat. Res. 40, 465 (1969).
4. KONYA, Z., CSÖMÖR, S., SZEKER, J.: Strahlentherapie 125, 599 (1964).
5. LIEBNER, E., ASROW, G., VERMEULEN, G.: Amer. J. Roent. 96, 864 (1966).
6. MANCINI, G., CARBONARA, A.O., HEREMANS, J.F.: Int. J. Immunochem. 2, 235 (1965).
7. PETERS, K., BAUER, R.: Strahlentherapie 127, 253 (1965).
8. PLESNICAR, S.: Acta Radiologica 11, 37 (1972).
9. REISMANN, G.: Radiol. biol. ther. 6, 275 (1965).
10. ROSE, H., MOLDENHAUER, H.: Radiol. biol. ther. 11, 471 (1970).
11. RÖSLER, B., LAHL, R.: Radiol. biol. ther. 7, 765 (1966).
12. RÖSLER, B., REICHEL, G.: Radiol. biol. ther. 8, 239 (1967).
13. SCHEURLEN, P.G.: "Der Internist" 9, 56 (1968).
14. SCHMIDT, W., V. MALTZAHN, D., FRIEMEL, H.: Radiol. biol. ther. 8, 387 (1967).
15. SCHNEIDERBAUR, A., RETTENBACHER, F.: Wiener med. Wochenzeitschrift 1, 3 (1973).
16. SIMMONS, P., PENNY, R., GOLLER, I.: The med. Journal of Australia 2, 494 (1969).

17. TELTSCHAROV, L., VLACHOV, K., MAROVSKI, Th.: Radiol. biol. ther. 5, 673 (1964).

18. TILZ, G.P., BUFFE, D., RIMBAUT, Ch.: Med. Klin. 68, 994 (1973).

Zell- und Organtransplantation: Ihre strahlenbiologischen, pathophysiologischen und immunologischen Probleme

T. M. FLIEDNER

Organtransplantationen in der klinischen Praxis heute

Zell- und Organtransplantationen haben sich in den letzten 10 Jahren einen festen Platz im therapeutischen Arsenal der klinischen Medizin erworben. Eine Übersicht des Organtransplantations-Registers des American College of Surgeons und der National Institutes of Health läßt erkennen, daß auf der ganzen Welt bis zum 1.4.1972 von 366 Arbeitsgruppen insgesamt etwa 9700 Transplantationen bei ca. 9000 Empfängern durchgeführt wurden (1). Diese Zusammenstellung läßt erkennen, daß die Nierentransplantationen mit 94,3% die unbestrittene Spitzenposition einnimmt und demgegenüber die übrigen Organtransplantationen von Herz, Leber, Lungen und Pankreas einen sehr kleinen Anteil ausmachen. Die klinische Praxis der Nierentransplantationen zeigt, daß bei dieser die weitaus längsten Überlebenszeiten mit funktionsfähigem Transplantat erreicht werden.

Gegenüber den Organtransplantationen, bei denen jeweils ein komplettes Spenderorgan mit zu- und abführenden Blutgefäßen in den Kreislauf des Empfängers eingebunden wird, nimmt die Knochenmarktransplantation in mehrfacher Beziehung eine Sonderstellung ein. Ihre Anwendung in der klinischen Praxis ist heute noch stark limitiert. Die vorliegende Zusammenstellung zeigt, daß sie nur mit 1,5% an den Transplantationen beteiligt ist. In der Transplantationsforschung kommt der Marktransplantation dagegen eine bevorzugte Bedeutung zu, und zwar vor allem deshalb, weil bei ihr die immunologischen Transplantationsprobleme ungleich viel größer als bei den Organtransplantationen sind und eine erfolgreiche Lösung der Abstoßungsproblematik sich auf die Organtransplantationspraxis positiv auswirken würde. Es sollte aber schon an dieser Stelle darauf hingewiesen werden, daß der entscheidende Unterschied zwischen der Knochenmarktransplantation und allen anderen Organtransplantationen darin liegt, daß es bei der Marktransplantation ausschließlich auf die hämatopoetischen Stammzellen ankommt, die sich in einer funktionstüchtigen Knochenmarkmatrix des Empfängers ansiedeln müssen.

---

[1]Die Forschungsarbeiten wurden von der Europäischen Atomgemeinschaft, der Fraunhofer Gesellschaft, dem Bundesministerium für Bildung und Wissenschaft, sowie der Deutschen Forschungsgemeinschaft unterstützt.

Erfolge der Nierentransplantation und ihre pathophysiologischen Grundlagen

Bevor jedoch auf die speziellen Probleme von Möglichkeiten und Grenzen der Markzelltransplantation eingegangen wird, soll der derzeitige Stand der Nierentransplantation kurz an Hand einiger Daten des Transplantationsregisters in Chicago erläutert werden. Zunächst die Herkunft der Spendernieren. Die Daten zeigen, daß die überwiegende Zahl der transplantierten Nieren von Leichen stammen, daß aber immerhin 17,3% von Eltern und 15,8% von Geschwistern entnommen und transplantiert wurden. Bei der Verwendung von Kadaver-Nieren sind 3 Monate nach der Transplantation noch ca. 70% und nach 3 Jahren noch ca. 40% funktionstüchtig. Die besten Resultate ergeben sich bei der Verwendung von Transplantatnieren von Geschwistern und Eltern. Hier sind 3 Monate nach Transplantation nahezu 90% und nach 3 Jahren noch ca. 70% funktionstüchtig (2).

Die Frage nach den Ursachen des Versagens der Transplantatniere ergibt folgendes Bild: Offensichtlich läßt sich das Versagen der transplantierten Niere in weit über 50% der Fälle auf eine Abstoßungsreaktion zurückführen, während technisch-operative Aspekte eine untergeordnete Rolle spielen. Daraus ergibt sich deutlich, daß bei den Organtransplantation die <u>immunologische Problematik</u>, und zwar als Reaktion des Empfängers gegen das transplantierte Organ, ganz im Vordergrund steht. Es muß daraus geschlossen werden, daß es bei Organtransplantationen nach wie vor darauf ankommt, den Immunapparat des Empfängers soweit zu inaktivieren, daß die Abstoßung ganz verhindert oder eben sehr lange hinausgezögert wird. Daß es sich dabei allerdings um eine "Gratwanderung" handelt, die alle diagnostisch-therapeutischen Kräfte fordert, geht aus der Zusammenstellung der Todesursachen von Nierentransplantat-Empfängern hervor: Bei 45% aller Patienten war ein bakterieller Infekt mindestens stark beteiligt und in 11% wurde der Tod mit auf die Abstoßungsreaktion zurückgeführt. Die Problematik der Organ-, in diesem Fall der Nierentransplantation, ist also in erster Linie in den spezifischen immunologischen Schwierigkeiten sowie im Mangel der unspezifischen Abwehr mit der Konsequenz bakterieller Infekte zu sehen.

Weiterhin zeigen die praktischen Erfahrungen bei Organtransplantationen, daß Erfolge nur dann zu erwarten sind, wenn es zu einem bewußten und geplanten Zusammenwirken der Spezialbereiche der Medizin kommt, daß also neben Chirurgen und Nephrologen vor allem die klinischen Immunologen, Mikrobiologen und Genetiker zur Kooperation gerufen sind. Das strahlentherapeutische Instrumentarium kann gegebenenfalls zur Unterdrückung der immunologischen Abwehr des Empfängerorganismus eingesetzt werden. Wenngleich die Immunsuppression in erster Linie durch Anwendung von Substanzen wie z.B. Cytoxan, Imuran oder von Antilymphocytenserum geschieht (3), lassen doch die Erfahrungen mit extrakorporaler Blutbestrahlung erkennen, daß diese durchaus einen Platz haben kann, und zwar vor allem in der Frühphase nach der Transplantation (4). Wie bekannt, kommt es nach der extrakorporalen Blutbestrahlung selektiv zu einer Lymphopenie, die mit einer Verlängerung der Transplantateinheilung korreliert ist. Der Strahlentherapeut ist ebenfalls gerufen, wenn es gilt eine drohende Organabstoßung zu verhindern. Hier kann gegebenenfalls eine Lokalbestrahlung der transplantierten Niere eine Abstoßung verhindern helfen, die auf die Immigration von sensibilisierten Lymphocyten zurückzuführen ist (5).

Knochenmarktransplantationen und ihre Indikation

Wie schon eingangs angedeutet, bietet die Knochenmarktransplantation als "Stammzelltransfusion" bzw. "Stammzellpfropfung" mindestens teilweise wesentlich komplexere Probleme. Markzelltransfusionen haben im Prinzip einen weiten Indikationsbereich im Rahmen der Hämatologie. Bei strahleninduzierten Knochenmarkversagen, sei es aufgrund von akuten Ganzkörperbestrahlungen wie sie bei Strahlenunfällen beobachtet werden, sei es als Spätfolgen einer chronischen Strahlenexposition, hat die Markzelltransfusion die Aufgabe, die blutzellbildenden Systeme zu restituieren (6). Eine hämatopoetische Restitution wird auch angestrebt bei anderen Formen des Knochenmarkversagens, z.B. bei der idiopatischen aplastischen Anämie oder auch bei der akuten Leukämie. Neuerdings hat sich gezeigt, daß bestimmte Formen von kombinierten Immuninsuffizienz-Syndromen durch eine Markzelltransfusion geheilt werden können und daß es dabei zu einer Restitution des Immunsystems kommt (7).

Das Transplantations-Register zeigt, daß bis Mai 1971 99 Markzelltransfusionen registriert wurden, eine Zahl, die heute wesentlich höher ist (7). Aber immerhin wird deutlich, daß bei Leukämien, bei aplastischer Anämie und bei Immuninsuffizienz der Versuch einer Markzelltransfusion teilweise erfolgreich unternommen wurde. Die Probleme bei der Markzelltransfusion lassen sich deutlich aus der Analyse der Todesursachen von markzelltransfundierten Patienten ablesen: Bei 47% der Patienten stand die Infektion im Vordergrund und in 16% die "graft-versus-host"-Krankheit, also die Abstoßungsreaktion des Spenders gegen den Wirt.

Pathophysiologische Grundlagen der Knochenmarktransplantation

An dieser Stelle erscheint es sinnvoll, auf bestimmte Prinzipien der Orthologie und Pathologie der Knochenmarkregeneration hinzuweisen, die für das Verständnis der Probleme und Möglichkeiten der Mark- bzw. Stammzelltransfusion von Bedeutung sind. Für die effektive Funktion des in allen Skelettabschnitten verteilten Knochenmarkorgans sind zwei Organteile wesentlich: das hämatopoetische Parenchym und die Matrix, gebildet aus Knochenmanschette, Endost-, Reticulum-, Endothelzellen. Das hämatopoetische Parenchym besteht aus den bekannten und im Zellausstrich morphologisch identifizierbaren Blutzellvorstufen der Erythropoese, der Granulocyto- und Monocytopoese und der Megakaryocytopoese. Eine Reihe von Parenchymzellen, z.B. die gesamte Gruppe der "Stammzellen", der Mutterzellen der Blutzellbildung, läßt sich bisher lichtmikroskopisch nicht identifizieren.

Dieses hämatopoetische Parenchym ist in den Maschen eines Netzwerkes untergebracht, daß die Spongiosa der Knochen ausfüllt. Diese Matrix besteht aus Reticulum-, Endothel- und Endostzellen und hat einen sehr langsamen Zellumsatz im Vergleich zum raschen Umsatz der Zellen der normalen Blutbildung. Bei einer Markaplasie, z.B. durch ionisierende Strahleneinwirkung, verschwindet das blutzellbildende Parenchym und die Matrix mit den Endothel- und Reticulumzellen bleibt als relativ strahlenresistenter Markanteil zurück (6). Bis zu einer Belastung von ca. 4 - 5000 rad ist diese Matrix in der Lage, die Parenchymregeneration zu ermöglichen (8). Nur bei einer funktionsfähigen Matrix können sich die pluripotenten und wie man heute weiß, normalerweise überwiegend cytokinetisch ruhende Stammzellen (9) in der Matrix ansiedeln und die gesamte Blutbildung restaurieren. Bei der Markzelltransplantation kommt es ausschließlich und allein auf die pluripotenten Stammzellen an, die es zu gewinnen und zu transfundieren gilt, damit sie sich auf die Knochenmarkmatrix "aufpfropfen", sich also ansiedeln, differenzieren, proliferieren und ausreifen. Bei einer erfolgreichen Marktransplantation stammt die Matrix vom Empfänger und das Parenchym vom Empfänger. Die umfangreichste Erfahrung hinsichtlich erfolgreicher Markzelltransfusionen beim Menschen hat die Arbeitsgruppe um Dr. Thomas in Seattle. Bei einer Markzelltransfusion werden ca. $10\text{-}20 \times 10^9$ Markzellen übertragen. Die Gewinnung einer Zellzahl setzt voraus, daß beim geeigneten Spender unter Vollnarkose ca. 90-120 Einzelmarkaspirationen von ca. 2-4 ml gemacht werden, um ca. 600-1000 ml zellreiches Markblut zu gewinnen. Die erfolgreiche Markzelltransplantation setzt beim Empfänger u.a. eine gezielte Immunsuppression voraus. Bei Patienten mit akuter Leukämie wird diese durch eine Ganzkörperbestrahlung mit 1000 rad ^{60}Co-γ-Bestrahlung erreicht (10), bei Patienten mit aplastischer Anämie durch Cyclophosphamid-Chemotherapie (11).

Unsere Gruppe in Ulm hat ebenfalls die eben geschilderte Methode zur hämatopoetischen Restaurierung des Markes bei aplastischer Anämie verwendet und eine echte Markbesiedelung durch Spenderzellen beobachtet (12).

Entwicklung eines Modells zur Knochenmarkregeneration durch eine Blutstammzell-Transfusion

Es geht nunmehr jedoch um die Entwicklung eines Modells, bei dem es darauf ankommt, die entscheidend notwendigen pluripotenten Stammzellen in unbegrenzter Zahl zu gewinnen, um sie für beliebige hämatopoetische "Pfropfungen" verfügbar zu halten. Dabei gehen die Untersuchungen zunächst im tierexperimentellen Modell beim Hund von der seit wenigen Jahren bekannten Tatsache aus, daß im peripheren Blut von Mäusen, Ratten, Hunden und auch Menschen offenbar eine kleine aber signifikante Zahl von Leukocyten zirkuliert, die in der Lage sind, die gesamte Blutzellbildung zu regenerieren (13). Es handelt sich um die "Blutstammzellen", deren Häufigkeit zwischen 1 pro 10-100000 Leukocyten (je nach Species) liegt. In diesen Untersuchungen erhalten Hunde eine Röntgen-Ganzkörperbestrahlung von 1200 rad. Durch Antibiotica- und Elektrolyttherapie werden die Hunde über die Phase des gastro-intestinalen Syndroms hinweggebracht. Diesen Tieren werden kurz nach Bestrahlung je nach Versuchsanordnung autologe oder allogene Blutleukocyten transfundiert, entweder frisch oder eingefroren (bei $-196^{\circ}C$ in Gegenwart von DMSO) und wieder aufgetaut. Die Zelldosis liegt zwischen 3 und 30 oder 40×10^9 mononucleäre Zellen, die mit Hilfe einer IBM-Zellseparationszentrifuge in einer oder mehreren Sitzungen aus dem Blut abgetrennt werden (14). Die histologischen Bilder des Knochenmarkes 10 Tage nach 1200 rad ohne Stammzelltransfusion zeigen ein völlig aplastisches Mark. Nach Transfusion von 7.5×10^9 autologen mononucleären Blutzellen ist aber das Mark nach 10 Tagen in vielen Spongiosanischen wieder regeneriert. Es kommt zu einer "klonalen" Wiederbesiedlung des Markes. Steigert man die Zellzahl auf $30\text{-}40 \times 10^9$ mononucleäre Zellen - was nur bei Verwendung von tiefgefrorenen und wieder aufgetauten, akkumulierten Zellen möglich ist - so sieht man 10 Tage nach 1200 rad ein komplett regeneriertes Mark. Auch nach der Transfusion einer entsprechenden Zahl allogener Blutstammzellen sieht man 10 Tage nach 1200 rad Ganzkörperbestrahlung ein komplett regeneriertes Mark (15).

Die Messung des Markzellgehaltes bei solchen Tieren bestätigen den histologischen Befund: je höher die Zahl der transfundierten Blutmononucleären, desto höher der Markzellgehalt am 10. Tag.

Im Blut der Tiere zeigt sich die raschere Markrepopulation nach höherer Zahl von transfundierten Stammzellen an dem rascheren Wiederanstieg der Blutleukocytenzahl. Dabei ist die Verwendung der gleichen (ca. 7×10^9)

Zahl von frischen oder präservierten Mononucleären nahezu ohne Einfluß auf die Blütleukocytenregenerationsrate bei diesen Tieren (16).

Diese tierexperimentellen Befunde begründen die Hoffnung, daß in wenigen Jahren die "Markzelltransfusion" durch eine "Blutstammzelltransfusion" ersetzt wird, die eine viel breitere Anwendung finden kann: die Zellen können durch wiederholte Aderlässe nahezu unbegrenzt gewonnen werden. Die Präservation bei ultraniedrigen Temperaturen erlaubt ihre Akkumulation, bis von einem Typ genügend beisammen sind, um eine hämatopoetische Regeneration sicherzustellen.

Beeinflussung der Abstoßungsreaktion und der Infektgefährdung

Dennoch bleiben die Begleitprobleme der allogenen Stammzelltransfusion zu lösen: Die wichtigsten Probleme sind hier und bei den Organtransplantationen einerseits die Sicherstellung der immunologischen Verträglichkeit von Organen bzw. Zellen des Spenders mit denen des Empfängers, andererseits die Infektionsgefahr aufgrund der reduzierten Abwehrkraft. Es erscheint wesentlich, darauf hinzuweisen, daß wohl nur eine bewußt eingesetzte Palette von Maßnahmen, die möglicherweise sowohl den Empfänger als auch den Spender betreffen, die gefürchtete Abstoßungsreaktion und die Infektion verhindern können. Es wird derzeit deutlich, daß die Gewebsverträglichkeit zwischen Spenderzellen und Empfänger gerade bei der Stammzelltransfusion einen wichtigen Beitrag für die Verringerung der "graft-versus-host"-Reaktion darstellt. Für die primäre Ansiedlung und die hämatopoetische Frühregeneration hat die Gewebeverträglichkeit möglicherweise nur einen kleinen Einfluß, der aber statistisch abgesichert werden müßte. Eine "graft-versus-host"-Reaktion aber, die das einmal angesiedelte Mark wieder zur Abstoßung bringt, wird sich nie ganz vermeiden lassen, wenn der Genotyp von Spender und Empfänger nicht identisch sind. Es kommt dann an Haut, Schleimhäuten, Leber, Blutzellbildung, Lymphopoese, zu charakteristischen Krankheitserscheinungen (17). Wie bei den Patienten der Seattle-Gruppe am Beispiel der Marktransfusion bei Leukämie und aplastischer Anämie gezeigt, kann diese Sekundärerkrankung mit Hilfe gezielter immunsuppressiver Therapie, z.B. Methotrexat, erfolgreich behandelt werden (11).

Aber es gibt, neben weiteren wichtigen Methoden der Verminderung von "graft-versus-host-disease" eine ganz neue Möglichkeit, die zur Zeit noch experimentellen Charakter hat, die aber klinisch anwendbar wäre, da alle Voraussetzungen erprobt sind und die gleichzeitig das gefürchtete Infektionsrisiko herabsetzt.

Versuche an Mäusen haben gezeigt, daß es möglich ist, diese durch Gaben von nicht-resorbierbaren Antibiotica von ihrer gesamten mikrobiellen Flora auf den Schleimhäuten und der Haut zu befreien und diesen Zustand der induzierten Keimfreiheit - gnotobiotischer Zustand - in einem sterilen Plastikisolator aufrechtzuerhalten (18). Bestrahlt man nun solche keimfrei gemachten Mäuse mit einer letalen Strahlendosis - in den erwähnten Versuchen 800 rad - und transplantiert ihnen Knochenmark, das von nicht verwandten Mäusen stammt und damit immunologisch unverträglich ist, und das durch Hämaglobinanalyse von den Empfängermäusen unterscheidbar ist, so sterben die konventionell gehaltenen, also ihre normale Mikroflora besitzenden Mäuse nach 4-9 Wochen an der "graft-versus-host"-Erkrankung. Die antibiotisch keimfrei gemachten und nicht marktransplantierten Mäuse sterben etwas später als die konventionellen Kontrollen, da keine Infekte vorhanden sind. Wesentlich ist jedoch der Befund, daß die keimfrei gemachten, allogen marktransplantierten Mäuse innerhalb von 18 Wochen lediglich eine 50 %ige Mortalität zeigen, hier sich also offensichtlich der dekontaminierte Zustand positiv auf den klinischen Verlauf der "graft-versus-host"-Erkrankung auswirkte. Eine Rekonventionalisierung der überlebenden Tiere jenseits des 100. Tages nach Bestrahlung und allogener Transplantation war möglich: die Aufpfropfung des fremden Markes war stabil, und die Tiere waren in der Lage, sich in der normalen mikrobiellen Umwelt zu behaupten (18). Hier eröffnet sich eine klinisch praktikable Möglichkeit, die dringend der weiteren Erforschung bedarf.

Die Entwicklung der gnotobiotischen Behandlungsmethoden in der klinischen Praxis, wie sie schon aktiv verwendet werden (19), lassen erkennen, daß auch der Mensch durch schwer resorbierbare Antibiotica bakterienfrei oder zumindest bakterienarm gemacht werden kann und daß dieser "gnotobiotische Zustand" mit Hilfe eines Isolierbettsystems wochenlang aufrecht erhalten werden kann.

LITERATUR

1. ACS/NIH organ transplantant registry: Second Scientific Report. J.A.M.A. 221, p. 1486 (1972).
2. The Tenth Report of the Human Renal Transplant Registry, Advisory Committee to the Renal Transplant Registry. J.A.M.A. 22, p. 1495 (1972).
3. MÜLLER-BERAT, C.N., VAN PUTTEN, L.M., VAN BEKKUM, D.W.: Ann. N.Y. Acad. Sci. 129, 340 (1966).
4. MAGINN, R.R., BULLIMORE, J.A.: Brit. J. Radiol. 41, 127 (1968).
5. PERSON, B., ROSENGREN, B., BERGENTH, S.E., HOOD, B.: Evaluation of preoperative extracorporeal irradiation of the blood in human renal transplantation. Transplantation 70 / 71 / 72.
6. BOND, V.P., FLIEDNER, T.M., ARCHAMBEAU, J.O.: Mammalian Radiation Lethality. New York and London: Acad. Press 1965.
7. ACS/NIH Organ Transplant Registry: Thierd Scientific Report, Chicago, 1973.
8. KNOSPE, W.H., BLOM, J., CROSBY, W.H.: Blood 28, 398 (1966).
9. METCALF, D., MOORE, M.A.S.: Haemopoitic Cells. Amsterdam, London: North Holland Publishing Company 1973.
10. THOMAS, E.D., BUCKNER, C.D., CLIFT, R.A., FASS, F., FEFER, A. LERNER, K.G., NEIMAN, P., ROWLEY, N., STORB, R.: Transplant. Proceed. (in press).
11. THOMAS, E.D., STORB, R., FEFER, A., SLICHTER, S.J., BRYANT, J.I. BUCKNER, C.D., NEIMAN, P.E., CLIFT, R.A., FUNK, D.D., LERNER, K.E.: Lancet, pp. 284 Feb. 5 (1972).
12. Unveröffentlichte Befunde.
13. GOODMAN, J.W., HODGSON, G.S.: Blood 19, 703 (1962).

14. FLIEDNER, T.M., HERBST, E., PFILE, M.J., CALVO, W., SCHNAPPAUF, H.P.: Pattern of bone marrow regeneration after autologous leukocyte transfusion following wholebody x-irradiation in dogs. Paper presented at the 8th Ann. Meet. of the Europ. Society of Radiation-Biology, Bašco Polje, Yugoslavia, Sept. 20 - 23, 1971.

15. Unveröffentlichte Befunde.

16. FLIEDNER, T.M., HERBST, E., PFILE, M.J. BRUCH, Chr., CALVO, W., SCHNAPPAUF, H.P.: Initiation of hemopoietic regeneration of supralethally whole body x-irradiated dogs after transfusion of fresh and cryopreserved autologous leukocytes. In Vorbereitung zur Veröffentlichung 1973.

17. VAN BEKKUM, D.W.: In: Bone-Marrow Conservation, Culture and Transplantation, International Atomic Energy Agency, Vienna, 1969.

18. HEIT, H., WILSON, R. FLIEDNER, T.M., KOHNE, E.: In: J.B. Henghan (Edit.): Germfree Research- Biological Effect of Gnotobiotic Environments, 477 - 483, New York, London: Academic Press 1973.

19. DIETRICH, M., FLIEDNER, T.M.: Transplantation Proceedings V, 1271 (1973).

Tumorimmunologische Phänomene: Theoretische Grundlagen, klinische Bedeutung

W. M. Gallmeier

Für die Entstehung eines malignen Tumors ist die dauernde oder temporäre Suppression des Immunsystems nicht ohne Bedeutung. Da andererseits jede Bestrahlung zu einer Schwächung der Immunabwehr führt, erhalten tumorimmunologische Fragen auch für den Radiotherapeuten praktisches Gewicht.

Jede Immunreaktion setzt die Existenz eines Antigens, d.h. einer als fremd erkannten Eigenschaft voraus, gegen die sich die immunologischen Abwehrkräfte des Körpers richten. Die Verwendung von Inzuchttieren und die Ausnutzung neuer Befunde aus dem Gebiet der Transplantationsimmunologie haben eindeutig ergeben, daß maligne Zellen Träger solcher sogenannter Tumorantigene sein können. Diese werden vom Immunapparat des betroffenen Organismus bzw. des Patienten als fremd erkannt und geben Anlaß zu spezifischen Immunreaktionen (6, 26, 38, 40).

Tumorantigene kann man in verschiedene Gruppen unterteilen: Nach ihrer Lokalisation unterscheiden wir sogenannte Zelloberflächen- oder Membranantigene, die den Angriffspunkt für Tumorabwehrreaktionen darstellen und damit von besonderer biologischer Bedeutung sind. Im Versuchstier gelingt ihr Nachweis dadurch, daß aktiv immunisierte Tiere in der Lage sind, transplantierte Tumorzellen zu verwerfen. Solche tumorassoziierten Transplantationsantigene sind mit einer Reihe von in-vivo- und in-vitro-Methoden nachweisbar. Die im Zellinneren anzutreffenden sogenannten cytoplasmatischen oder intranucleären Antigene sind für die Ermittlung der Ätiologie vieler Tumoren von Bedeutung und spielen bei den virusinduzierten Tumoren eine wichtige Rolle (38, 37).

Ein wichtiges Gesetz der Tumorimmunologie besagt, daß von ein und demselben Virus induzierte Tumoren stets gemeinsame Antigene auf der Zelloberfläche tragen, die kreuzreagieren, selbst wenn der Tumor in verschiedenen Individuen wächst. Chemisch induzierte Tumoren dagegen weisen in der Regel ein für jeden einzelnen Tumor spezifisches Antigen auf (38). Die Gruppe der carcino-fetalen Antigene hat besonders in der Immunologie menschlicher Tumoren Bedeutung gewonnen (4, 16). Es handelt sich dabei um weitgehend organspezifische Antigene, die normalerweise nur im Fetalleben synthetisiert werden und im peripheren Blut nachweisbar sind. Nach der Geburt verschwinden diese Antigene und entziehen sich dem Nachweis. Bei der Entstehung beispielsweise eines primären Lebercarcinoms oder eines colorectalen Tumors, kommt es zum Wiederauftreten solcher carcino-fetaler Antigene, die dann auch im Serum mit immunologischen Methoden nachweisbar sind. Ihre biologische Relevanz, insbesondere ihre Rolle bei tumorspezifischen Abwehrvorgängen ist noch ungeklärt.

Bei den immunologischen Tumorabwehrreaktionen handelt es sich im Prinzip um die gleichen Vorgänge, wie sie auch bei Kontakt mit anderen Antigenreizen z.B. Virusinfektionen, bakteriellen Infektionen oder Organtransplantaten in Erscheinung treten. Wir kennen die humoral bedingte Immunabwehr, in der die im Serum nachweisbaren Antikörper die Immunantwort bestimmen und die sogenannte celluläre Immunität, bei der immunologisch aktive Zellen, nämlich die Lymphocyten, die Reaktionsträger sind. Die humorale Immunreaktion wird getragen von der Population der sogenannten B-Lymphocyten, die aus dem Knochenmark stammen. Beim Menschen sind sie u.a. durch den hohen Immunglobulingehalt an ihrer Zelloberfläche charakterisiert. Die celluläre Immunabwehrreaktion ist Aufgabe der sogenannten T-Lymphocyten aus dem Thymus. Die T-Lympocyten sind die für die Tumorabwehr wichtigen Immunzellen, sie haben als die sogenannten "Killerzellen" cytotoxische Eigenschaften (41). Sie sind besonders strahlenempfindlich und werden bei therapeutischer Bestrahlung selektiv und besonders nachhaltig geschädigt (44). Auch das System der Makrophagen scheint unabhängig von seiner Aufgabe der Antigenverarbeitung eine eigenständige, cytotoxische Abwehrreaktion zu entfalten (12). Der biologische Sinn tumorspezifischer Immunreaktionen ist wohl in einer ständigen Überwachung und Eliminierung maligne entarteter Zellen zu suchen (7).

Solange dieses System funktioniert, können selbst größere Verbände malignisierter Zellen noch mit Hilfe dieser körpereigenen Abwehr abgetötet oder zumindest an der weiteren Ausbreitung gehindert werden. Tumorwachstum bis zur klinischen Manifestation tritt immer erst ein, wenn diese Immunabwehr durch sehr schwach antigene Tumoren unterlaufen wird, wenn ein quantitatives Mißverhältnis zwischen Tumor und Immunsystem entstanden ist, wenn das Immunsystem durch therapeutische Maßnahmen beeinträchtigt wurde (Immunsuppression) oder wenn bestimmte Immundefekterkrankungen vorliegen. Die Entstehung eines malignen Tumors geht also in der Regel einher mit einem Versagen der immunologischen Abwehrleistung des Organismus.

Zahlreiche klinische Beobachtungen sprechen dafür, daß tumorimmunologische Vorgänge auch beim Menschen ablaufen (Tab. 1).Daneben beweisen

Tabelle 1. Hinweise für tumorimmunologische Vorgänge beim Menschen

Spontane Regressionen
Regression von Metastasen nach Entfernen des Primärtumors
Regression nicht therapierter Tumoren nach Therapie an anderer Stelle
Regression von Tumoren nach inadäquater Therapie
Fehlen von Metastasen trotz Tumorzellen im Blut
Lange Latenzzeit vor Auftreten von Metastasen
Histologie: Lymphocytäre Infiltration im Tumorgewebe
Tumorbildung nach Immunsuppression

aber auch eindrucksvolle in-vitro Studien mit guter Korrelation zu klinischen Beobachtungen, daß die im Tierversuch erarbeiteten Befunde auch für den Menschen gelten.

So weist z.B. das Burkitt-Lymphom, eine wahrscheinlich virusinduzierte Neoplasie lymphatischen Charakters, eine Reihe spezifischer Antigene in den malignen Zellen auf. Diese Antigene sind an Burkitt-Gewebekulturzellen und z.T. an Zellen aus dem Biopsiematerial nachweisbar (20). Neben tumorassoziierten Oberflächen-(Membran-)antigenen finden sich virusspezifische intracelluläre Antigene, die diagnostische Bedeutung haben. So bilden Patienten mit diesem Tumor Antikörper gegen diese Antigene, die durch ihr Auftreten und ihr Titerverhalten Hinweise für die Ätiologie dieses Tumors liefern. An Einzelfällen konnte eine gewisse Korrelation zwischen dem Verhalten der Antikörper und dem klinischen Verlauf gezeigt werden.

Tumorassoziierte Antigene bzw. gegen sie gerichtete Immunreaktionen in vivo und in vitro sind für eine Reihe menschlicher Neoplasien beschrieben worden. Hierher gehören z.B. die Osteo-, Lipo- und Chondrosarkome, das Neuroblastom, das Hypernephrom, das Mammacarcinom und das maligne Melanom. Die Natur dieser teils intracellulär gelegenen teils an der Zelloberfläche nachgewiesenen Antigene ist bisher weitgehend unklar (19, 28, 33, 34, 45). Offenbar besitzen die verschiedenen Organtumoren des Menschen gemeinsam Gruppenantigene, d.h. es besteht eine weitgehende Kreuzreaktivität z.B. für die Gruppe der Melanome, der Osteosarkome usw..

Die biologische Bedeutung der humoralen Immunreaktionen gegen diese Antigene ist nicht klar. Eine Korrelation zum klinischen Verlauf läßt sich nicht immer zeigen. Auffällig ist auch, daß bei einigen Tumoren Kontaktpersonen und Verwandte der Patienten ebenfalls diese Antikörper besitzen. Dies kann als Hinweis für ein ubiquitär vorkommendes kausales Agens, z.B. ein Virus, gewertet werden. Auch die in vitro gefundenen cellulären Immunreaktionen gegen explantierte Tumorzellen sind nicht immer ein Parameter für das tatsächliche Verhalten in vivo.

Die verwendete Methodik (Hellström u. Hellström) ist schwierig und führt häufig von Labor zu Labor zu unterschiedlichen Ergebnissen. Dies gilt besonders für den sogenannten Kolonie-Hemmungs-Test, bei dem in Agar explantierte Tumorzellen durch Zugabe von Seren (=Antikörper) oder Lymphocyten eine Wachstumshemmung erfahren.

Die praktische Bedeutung tumorimmunologischer Phänomene für Diagnose und Therapie maligner Erkrankungen beim Menschen ist bisher gering. Auf dem Gebiet der Immundiagnose oder -Frühdiagnose maligner Erkrankungen sind die Ergebnisse bisher nicht befriedigend. Einen universell anwendbaren immunologischen Krebstest gibt es nicht.

Von einiger Bedeutung sind die sogenannten carcinofetalen Antigene, nämlich das carcino-embryonale Antigen (CEA) und das α-1-Fetoprotein (AFP).

Bei dem CEA handelt es sich um ein Glykoprotein, das in der Fetalperiode von Colongewebe synthetisiert wird und im postnatalen Leben zunächst im Serum von Patienten mit Colontumoren nachgewiesen wurde. Wegen mangelnder Spezifität -CEA kommt auch im Serum von Patienten mit entzündlichen Darmerkrankungen, mit chronischer Bronchitis, mit Lebercirrhose oder bei chronischen Rauchern vor- mußte das Postulat, es handele sich um einen immunologischen Krebstest, wieder aufgegeben werden. CEA gilt heute als brauchbarer Verlaufsparameter für Patienten, die an einem colo-rectalen Tumor operiert wurden. Bleiben präoperativ erhöhte Titer weiterhin erhöht, so muß mit einer inkompletten Resektion gerechnet werden. Fällt der CEA-Wert postoperativ ab und steigt dann wieder an, so ist das ein Zeichen für ein Rezidiv. Die Bestimmungsmethode ist ein Radioimmunassay, der nur an spezialisierten Zentren durchgeführt werden kann (1, 2, 3, 10, 11, 14, 15, 25, 29, 31, 42). Eine gewisse Bedeutung kommt auch dem immunologischen Nachweis des AFP zu. Auch dieses Antigen, im Nabelschnurblut gesunder Kinder noch nachweisbar, wird im postnatalen Leben bei ca. 40 - 60 % der Patienten mit primärem Lebercarcinom im Serum gefunden. Auch bei bestimmten Teratomen und Teratoblastomen wird es im Serum nachweisbar. Diesem Antigen kommt ebenfalls als Verlaufskontrolle bei der Therapie dieser Tumoren eine gewisse Rolle zu. Es hat seine Berechtigung auch bei der Differentialdiagnose zwischen Lebercirrhose und primärem Lebercarcinom. Falsch positive Werte bei der üblichen Mikro-Ouchterlony-Methode liegen unter 1% (4, 27).

Andere immunologische Teste zur Krebsdiagnose, die in den letzten Jahren veröffentlicht wurden, mußten wegen mangelnder Spezifität aufgegeben werden bzw. bedürfen noch der Bestätigung durch unabhängige Arbeitsgruppen. Immuntherapeutische Maßnahmen bei malignen Erkrankungen haben z.Zt. lediglich experimentellen Charakter. Dies ist einerseits in der Schwierigkeit begründet, die immunologische Tumor-Wirt-Beziehung im Einzelfall zu analysieren und in Relation zum klinischen Verlauf zu setzen. Andererseits kennen wir eine Reihe theoretischer Gesichtspunkte, die ein Versagen der primären tumorimmunologischen Abwehr ebenso wie immunologischer Methoden bei der Behandlung maligner Erkrankungen erklären (22). Immunologische Toleranz gegenüber Tumorantigenen besagt, daß der Immunapparat eines Individuums nicht in der Lage ist, gegen solche Antigene zu reagieren, weil ein Kontakt mit ihnen bereits in der Fetal- oder Neonatalperiode stattgefunden hat. Dies ist zum Beispiel für das virusinduzierte Mammacarcinom der Maus beschrieben und beim Menschen nicht für alle Tumoren auszuschließen. Immuntherapeutische Bemühungen sind dann von vorherein ohne Erfolg. Das sogenannte "enhancement" oder die "Tumorförderung" unter immunologischen Maßnahmen ist ebenfalls bei Tiertumoren beobachtet. Hierbei kommt es nach aktiver Immunisierung zu verstärktem Tumorwachstum. Teilweise kann dieses Phänomen erklärt werden mit der Entstehung sogenannter blockierender Antikörper, die den Antigen-Angriffspunkt der cytotoxischen Lymphocyten blockieren und ihre "Killer"-Funktion hemmen (efferentes enhancement) bzw. die Erkennung der Tumorzelle als fremd durch Besetzung der antigenen Makromoleküle verhindern und damit den weiteren Aufbau einer effektiven Immunantwort unmöglich machen (afferentes enhancement) (5, 18). Die Entstehung solcher Antikörper ist bei immuntherapeutischen Maßnahmen nie sicher auszuschließen. Als Ursache für das Phänomen des "enhancement" werden ferner lösliches Tumorantigen im peripheren Blut sowie das Auftreten von Tumorantigen-Antikörper-Komplexen angeführt. Neben der Immuntoleranz und dem immunologischen "enhancement" spielt die Immunsuppression eine Rolle. Sie ist häufig selbst tumorbedingt und offenbar eine Folge fortschreitenden Tumorwachstums. Erwähnt sei ferner das Phänomen der "Antigenmodulation", bei dem es in Gegenwart starker Immunreaktionen zu einem Verschwinden von Tumorantigenen von der Zelloberfläche kommt. Die Tumorzelle entzieht sich dadurch immunologischen Abwehrmechanismen. Auch das Problem immunologisch ungeschützter Regionen wie etwa vordere Augenkammer oder Zentralnervensystem sei hier angeführt.

Aus diesen Oberlegungen wird klar, daß ein maligner Tumor, der aufgrund eines Defektes in der Immunabwehr und anderer Faktoren klinisch manifest geworden ist, zunächst mit immunologischen Methoden nicht zu behandeln ist. Die konventionelle Tumortherapie, d.h. die chirurgische Exzision, die Strahlenbehandlung und die Chemotherapie sind nach wie vor die wichtigsten Maßnahmen. Jede dieser Behandlungsweisen wird das Mißverhältnis zwischen Tumor und Wirt wieder günstig beeinflussen. Daher erscheint in vielen Fällen auch eine subtotale chirurgische Entfernung nützlich, weil die Tumorzellmasse verkleinert wird und etwa das Verhältnis Tumorzelle zu Abwehrzelle günstiger wird.

Bei Patienten mit malignen Tumoren muß ferner jede unnötige Immunsuppression durch Therapie vermieden werden. Dies wird besonders deutlich beim malignen Melanom, wo wir häufig rasche Verschlechterung unter Chemotherapie und gelegentlich nach Bestrahlung feststellen müssen. Hier wird offenbar ein sehr labiles Gleichgewicht zwischen Tumor und Wirt durch Immunsuppression gestört. Auch der Vorteil der hoch dosierten Cytostaticastoßtherapie verglichen mit der kontinuierlichen Gabe niedriger Dosen läßt sich von der immunologischen Betrachtungsweise her rationell begründen: In der Therapiephase werden Tumorzellen zerstört, im Intervall wird sich das Immunsystem erholen und seinerseits an der Tumorabwehr wieder teilnehmen, wie wir dies für das Chorionepitheliom zeigen konnten (13).

Die eigentliche Immuntherapie setzt erst dann ein, wenn die Tumorbehandlung eine Voll- oder Teilremission erzielt hat. Erst in diesem Stadium ist zu erwarten, daß immunologische Maßnahmen in der Lage sind, ein Rezidivieren des Tumors zu verhindern oder noch verbliebene Tumorzellen zu eliminieren.

Dieses Ziel versucht man mit Methoden zu erreichen, die in der Lage sind, das Immunsystem zu stimulieren. Theoretisch denkbar ist eine aktive oder passive, spezifische oder unspezifische Immunstimulierung (Tab. 2). Die aktive, unspezifische Immunisierung versucht mit un-

Tabelle 2. Möglichkeiten der Steigerung der körpereigenen tumorspezifischen Immunabwehr

Aktive Immuntherapie

a) unspezifisch: BCG, Bordetella Pertussiss Cornyebacterium parvum

b) spezifisch: autologe, bestrahlte Leukämiezellen

Passive Immuntherapie

a) leukämiespezifische Antiseren (bisher nur im Versuchstier)

b) spezifisch sensibilisierte Immunzellen (Lymphozyten) (bisher nur im Versuchstier) = adoptive Immunität

c) Knochenmarkstransplantation (beim Menschen bisher ohne praktischen Erfolg)

spezifischen Reizstoffen, beispielsweise bakterieller Herkunft, das geschwächte Immunabwehrsystem zu stimulieren. Am gebräuchlichsten ist der Tuberkuloseimpfstoff BCG. Hiermit versucht man, die meist mit der Therapie verbundene Immunsuppression oder den immunsuppressiven Effekt des Tumors selbst zu überwinden und die volle immunologische Kompetenz wieder herzustellen. Dabei gelingt es nicht nur, die Tuberkulinreaktion wieder aufzufrischen, gleichzeitig werden auch andere immunologische Reaktionen vom verzögerten Typ, wie z.B. die Candida-, Trichophyton oder Mumps-Reaktion reaktiviert. Vermutlich wird das Spektrum "unspezifische Reizstoffe" in der unspezifischen immunologischen Tumortherapie ein immer größeres Gewicht erlangen.

In günstigen Fällen kann man z.B. bei Patienten mit malignem Melanom eine Remission erzielen. Dies ist jedoch nur möglich bei Patienten mit solitären Herden oder Metastasen, die sich auf eine Extremität beschränken (eigene Beobachtungen). Die Erfolgsrate dieser Therapieform ist jedoch schwer vorhersehbar und liegt wahrscheinlich unter 5%.

Bei der spezifischen aktiven Immunisierung werden Tumorantigene, beispielsweise in Form bestrahlter lebender aber nicht mehr teilungsfähiger, maligner Zellen überimpft. Dies geschieht in der Vorstellung, daß der Organismus auf diesen künstlich gesetzten antigenen Stimulus mit einer Steigerung seiner tumorspezifischen Abwehr reagiert (30). Hierzu gehören auch Versuche, die Antigenität solcher Zellen künstlich zu verändern. Diese Impfung also führt in günstigen Fällen zu einer Aktivierung körpereigener Immunreaktionen und damit zu einer Verbesserung der Abwehrlage. Dieses Prinzip wird heute bei der akuten myeloischen Leukämie des Erwachsenenalters angewendet, für die gezeigt werden konnte, daß zwei wichtige Vorbedingungen für eine erfolgreiche Immuntherapie gegeben waren: Die Leukämiezellen tragen ein Tumorantigen, die geimpften Patienten lassen auch in vitro nach der Impfung eine verbesserte Abwehrreaktion gegen die malignen Zellen erkennen. Die Remissionszeiten konnten bei einer kombinierten spezifischen und unspezifischen aktiven Immuntherapie in Verbindung mit Chemotherapie deutlich verlängert werden (39).

Die passive Immuntherapie, d.h. die Verabreichung von Tumorspezifischen Antiseren und die sogenannte adoptive Immuntherapie in Form von vorimmunisierten tumorspezifischen Lymphocyten sind beim Menschen aus theoretischen und technischen Gründen nicht möglich. Auch die Knochenmarkstransplantation zu immuntherapeutischen Zwecken bietet derzeit keine Erfolgsmöglichkeiten.

Immuntherapeutische Maßnahmen werden solange experimentellen Charakter tragen, solange ihre klinischen Erfolge unsicher sind und solange es spezialisierten Labors vorbehalten bleibt, immunologische Reaktionen in vitro als Erfolgsparameter zu überwachen. Es kann jedoch schon heute vorausgesagt werden, daß immunologische Therapieformen immer früher im Verlauf einer malignen Erkrankung eingesetzt werden. Als Behandlung der Patienten in Vollremission und besonders als "präventive" Maßnahme nach tumor-chirurgischen Eingriffen zur Verhinderung oder Verzögerung eines Rezidives werden sie eine wichtige Rolle spielen.

Wenn auch zum gegenwärtigen Zeitpunkt die praktische Ausnutzung tumorimmunologischer Vorgänge noch von untergeordneter Bedeutung ist, so hat doch das intensive Studium der immunologischen Tumor-Wirt-Beziehungen entscheidend zum biologischen Verständnis maligner Erkrankungen auch des Menschen beigetragen.

LITERATUR

1. Carcinoembryonic antigen. Editorial. Lancet 2, 645 (1971).

2. Carcinoembryonic antigen. Editorial. Brit. med. J. 3, 600 (1972).

3. A colloborative study of a test for carcinoembryonic antigen (CEA) in the sera of patients with carcinoma of the colon and rectum. Joint National Cancer Institute of Canada/American Cancer Society Investigation. Canad. med. Ass. J. 107, 25 (1972).

4. ABELEV, G.I.: Adv. Cancer Res. 14, 295 (1971).

5. BALDWIN, R.W., EMBLETON, M.J., PRICE, M.R.: Int. J. Cancer 12, 84 (1973).

6. BOYSE, E.A., OLD, L.J., AOKI, T.: Immunogenetics of leukemia in the mouse. In: Treatment of Burkitt's Tumor. Ed. by J.H. BURCHENAL, A.P. CURTIS. UICC Monograph Series, Vol. 8; pp. 248-257. Berlin, Heidelberg, New York: Springer 1967.

7. BURNET, F.M.: The concept of immunological surveillance. In: SCHWARTZ, R.S. (Ed.): Immunological aspects of neoplasia. Progr. exp. Tumor Res., Vol. 13, 1-27. Basel, München, New York: Karger 1970.

8. CEROTTINI, J.C.: Schweiz. med. Wschr. 102, 1138 (1972).

9. CURRIE, G.A.: Brit. J. Cancer 26, 141 (1972).

10. DHAR, P., MOORE, T., ZAMCHECK, N., KUPCHIK, H.Z.: J. Am. med. Ass. 221, 31 (1972).

11. DYKES, P.W., KING, J.: Gut 13, 1000 (1972).

12. EVANS, R., ALEXANDER, P.: Immunology 23, 615 (1972).

13. GALLMEIER, W.M., BERTRAMS, J., KUWERT, E., SCHMIDT, C.G.: Dtsch. Med. Wschr. 36, 1810 (1970).

14. GOLD, P., FREEDMAN, S.O.: J. exp. Med. 122, 467 (1965).

15. GOLD, P.: Cancer 20, 1663 (1967).

16. GOLD, P.: Canad. med. Ass. J. 103, 1043 (1970).

17. FAIRLEY, G.H.: Brit. med. J. 2, 467 (1969).

18. HELLSTRÖM, K.E., HELLSTRÖM, I.: Annu. Rev. Microbiol. 24, 373 (1970).

19. HELLSTRÖM, K.E., HELLSTRÖM, I.: Cellular immunity to tumor antigens - possible clinical usefulness of the findings so far obtained. In: Cellular antigens. Lectures and summaries of the conference on cellular antigens held in Philadelphia, June 7-9, 1971. Ed. by A. NOWOTNY. Berlin, Heidelberg, New York: Springer 1972; p. 281.

20. HENLE, W., HENLE, G.: Cancer Res. 33, 1419 (1973).

21. KLEIN, E.: Europ. J. Cancer 6, 15 (1970).

22. KLEIN, E.: Ann. Inst. Pasteur 122, 593 (1972).

23. KLEIN, G.: Cancer immunology. In: HARRIS, R.J.C. (Ed.): Proceedings of the 9th International Cancer Congress, Tokyo, Oct. 1966. UICC Monogr. Ser. Vol. 9; p. 58. Berlin, Heidelberg, New York: Springer 1967.

24. KLEIN, G.: Transplant. Proc. 5, 31 (1973).

25. KLEIST, S. von: Biol. Med. 60, 237 (1971).

26. LAW, L.W.: Cancer Res. 29, 1 (1969).

27. LEHMANN, F.G.: Internist 13, 332 (1972).

28. LEWIS, M.G., IKONOPISOV, R.L., NAIRN, R.C., PHILLIPS, T.M., FAIRLEY, G.H., BODENHAM, D.C., ALEXANDER, P.: Brit. med. J. 3, 547 (1969).

29. MACH, J.P., PUSZTASZERI, G.: Immunochemistry 9, 1031 (1972).

30. MATHE, G., AMIEL, J.L., SCHWARZENBERG, L., SCHNEIDER, M., CATTAN, A., SCHLUMBERGER, J.R., HAYAT, M., DE VASSAL, F.: Lancet 1, 697 (1969).

31. MEEKER, W.R., KASHMIRI, R., HUNTER, L., CLAPP, W., GRIFFIN, W.O., LEXINGTON, K.: Arch. Surg. 107, 266 (1973).

32. MITCHISON, N.A.: Transplant. Proc. 2, 92 (1970).

33. MORTON, D.L., MALMGREN, R.A., HOLMES, E.C., KETCHAM, A.S.: Surgery 64, 233 (1968).

34. MORTON, A.L., EILBER, F.R., MALMGREN, R.A., WOOD, W.C.: Surgery 68, 158 (1970).

35. MORTON, D.L.: Surgery 74, 69 (1973).

36. NAGEL, G.A., GEIGER, Ch.: Schweiz. med. Wschr. 101, 1605 (1971).

37. OETTGEN, H.F., OLD, L.J., BOYSE, E.A.: Med. Clin. N. Amer. 55, 761 (1971).

38. OLD, L.J., BOYSE, E.A.: Med. Clin. N. Amer. 50, 901 (1966).

39. POWLES, R.L., CROWTHER, D., BATEMAN, C.J.T., BEARD, M.E.J., McELWAIN, R.J., RUSSELL, J., LISTER, T.A., WHITEHOUSE, J.M.A., WRINGLEY, P.F.M., PIKE, M., ALEXANDER, P., FAIRLEY, G.H.: Brit. J. Cancer 28, 365 (1973).

40. PREHN, R.T.: Role of tumor antigens in the biology of neoplasia. In: Cellular antigens. Lectures and summaries of the conference on cellular antigens held in Philadelphia, June 7-9, 1971. Ed. by A. NOWOTNY; p. 308. Berlin, Heidelberg, New York: Springer 1972.

41. RAFF, M.C.: Nature 242, 19 (1973).

42. REYNOSO, G., CHU, T.M., HOLYOKE, D., COHEN, E., NEMOTO, T., WANG, J.J., CHUANG, J., GUINAN, P., MURPHY, G.P.: J. Amer. med. Ass. 220, 361 (1972).

43. SMITH, R.T.: New Engl. J. Med. 287, 439 (1972).

44. STJERNSWÄRD, J., JONDAL, M., VANKY, F., WIGZELL, H., SEALY, R.: Lancet 1, 1352 (1972).

45. VANKY, F., STJERNSWÄRD, J., NILSONNE, U.: J. nat. Cancer Inst. 46, 1145 (1971).

Strahlenhämatologische Blutbildanalyse mit Hilfe der Impulscytophotometrie

B. Choné

In der quantitativen Cytochemie kommt der Messung von Häufigkeitsverteilungen wichtiger Zellinhaltsstoffe eine zentrale Bedeutung zu. In Anbetracht der zeitaufwendigen und umständlichen mikroskopischen Bestimmung der DNS, des RNS- und Gesamtproteingehaltes besteht schon lange das Bedürfnis nach einer automatischen Registrierung dieser Untersuchungsparameter.

Bei der Impulscytophotometrie (ICP) handelt es sich um ein leistungsfähiges Untersuchungsverfahren auf Absorptions- oder Fluorescenzbasis, welches mit außerordentlich geringen Substanzmengen auskommt ($<10^{-12}$g). Daher sind exakte Messungen der Protein- und DNS-Menge der Zelle möglich und im Durchflußverfahren mehr als 1000 Zellen/sec. erfaßbar.

Diese Meßmethodik bedeutet für die Praxis eine wesentliche Zeitersparnis. Die ersten erfolgreichen Ansätze mit diesem neuartigen Meßprinzip stammen von KAMENTSKY et al. (5).

In Deutschland haben sich vor allem 2 Arbeitskreise um eine methodische Verbesserung der Impulscytophotometrie bemüht: DITTRICH und GOEHDE (4); SPRENGER et al. (6).

Die Untersuchungsmethode eignet sich für populationskinetische Untersuchungen zur quantitativen Erfassung des DNS-Gehaltes von Zellkollektiven und läßt zugleich die Beantwortung der Frage zu, welche Zellcyclusphase zum Zeitpunkt der Messung vorliegt. Die Automatisierung des Meßprinzips hat neben einer Beschleunigung des Untersuchungsablaufs vor allem subjektive Fehlerquellen ausgeschaltet, welche die Aussagekraft der Ergebnisse bei den konventionellen Cytophotometern erheblich belasten.

Das für die eigenen Untersuchungen zur Verfügung stehende Gerät mit der Typenbezeichnung ICP 11 (Firma PHYWE, Göttingen) entspricht im Aufbau einer Kombination von optischem und elektronischem Geräteteil. Ein Auflichtmikroskop dient in Verbindung mit einer Quecksilber-Hochdrucklampe zur Fluorescenzanregung, während mit Hilfe gebräuchlicher Schaltanordnungen die vom Photomultiplier erhaltenen elektrischen Impulse verstärkt und entsprechend ihrer Höhe in einem Vielkanalanalysator klassifiziert werden können. Die Ausgabe der Meßprodukte erfolgt über ein übliches Schreibersystem.

Histogramme des Gesamtnucleinsäure- und DNS-Gehaltes der Zellen werden nach Anfärbung mit geeigneten Fluorescenzfarbstoffen erhalten, wobei sich insbesondere Acriflavin und Ethidiumbromid bewährt haben.

Die Untersuchungskapazität des Gerätes liegt bei 1000 Einzelzellen/sec. und erfüllt hinsichtlich der Reproduzierbarkeit der Ergebnisse hohe Ansprüche. Die Häufigkeitsverteilung der relativen DNS-Werte wird zuverlässig erfaßt, setzt allerdings eine adäquate Mengenproportionalität voraus, d.h. eine genügend große Zahl von repräsentativen Zellen innerhalb der Zellsuspension. Andernfalls ist die Einzelzellphotometrie wegen der individuellen Klassifikationsmöglichkeit vorzuziehen.

Das Kernstück der Meßapparatur ist die Durchflußkammer, durch welche der Suspensionsstrom mit einer wesentlichen Teilkomponente seiner Geschwindigkeit parallel zur optischen Achse durchgeleitet wird. Die Zuverlässigkeit der durchflußcytophotometrischen Daten hängt maßgeblich von der Präparation des Untersuchungsmaterials ab, angefangen von der Entnahme der Probe bis zur Fixierung, Färbung und Aufschwemmung im flüssigen Suspensionsmedium. Um Fehlinterpretationen zu vermeiden, ist auch eine genaue Kenntnis der funktionellen Eigenheiten der Apparatur unerläßlich.

Im Bereich der Hämatologie besitzt die Cytophotometrie zur Charakterisierung der Blutzellkinetik aktuelles Interesse. Die umständlichen und zeitraubenden Untersuchungsmethoden der Mitosezählung, Cytoautoradiographie und Zellkultur haben zwar wesentliche pathogenetische Vorgänge aufgedeckt, jedoch fehlt eine schnelle und direkt verwertbare Information innerhalb der klinischen Diagnostik bei der Notwendigkeit für dringliche therapeutische Entscheidungen (1). Diese Forderung kann mit der Impulscytophotometrie erfüllt werden. Gerade zur Bearbeitung populationskinetischer Fragen und zur therapeutischen Erfolgskontrolle von Blutsystemerkrankungen bietet die Methode gute Voraussetzungen.

Für den Bereich der Strahlenhämatologie können ähnliche Gesichtspunkte geltend gemacht werden, da durch die Kennzeichnung der Blutzellelemente in ihrer DNS-Grundlinie ein biochemischer Zellparameter für die Charakterisierung der Proliferations- und Reifungsphase gegeben ist.

Erste orientierende Untersuchungen an einem gemischten strahlentherapeutischen Patientenkollektiv (60 Probanden) mit differenten Tumorerkrankungen und unterschiedlicher Strahlenbelastungsgröße ergaben unter vergleichender Wertung der Ausgangsmessung als Leer- und der Kontrollhistogramme als Bestrahlungswerte keine charakteristischen Kurvenverläufe, welche als "Strahlenindiz" verwertbar wären. Eine Kurvenauswahl mit datumsmäßiger Zuordnung der Verlaufshistogramme ist aus den nachfolgenden Abbildungen zu entnehmen.

Zur Methodik

5 ml venöses Nativblut wird nach der Dextravenmethode präpariert und das Zellsediment mit physiologischer Kochsalzlösung gründlich ausgewaschen. Nachfolgende Fixation des Leukocytenkonzentrates in 70%igem Äthanol. Für DNS-Messungen empfiehlt sich "Andauung" der Zellen mit Pepsin oder RN-ase (Kontaktzeit 15-60 min.). Anfärbung der Zellsuspension mit Ethidiumbromid in einer Verdünnung von 1 : 100000-200000 in Tris-Puffer, 30 min. Unmittelbar vor der Messung im Gerät ist eine kurzfristige Ultrabeschallung zweckmäßig, um störende Zellaggregate zu beseitigen.

Abb. 1 zeigt zunächst eine Gegenüberstellung von 3 Lymphocyten-Eichkurven, von denen der Typ 1 die Idealform darstellt.

Abb. 2 bezieht sich auf 3 verschiedene Zeitpunkte einer strahlentherapeutisch behandelten Lymphogranulomatose im Hals- und Thoraxbereich.

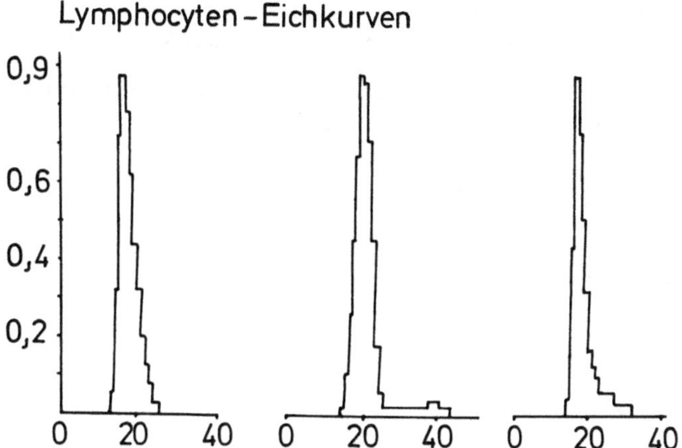

Abb. 1. 3 charakteristische Lymphocyten-Eichkurven mit schmalbasigem Histogrammgipfel über 2 c-Linie (I).
Im Histogramm II kleiner 4 c-Peak. Typ III zeigt geringe Basisverbreiterung ohne eindeutige Beziehung zum DNS-Spektrum. Ordinate: Impulszahl/Kanal

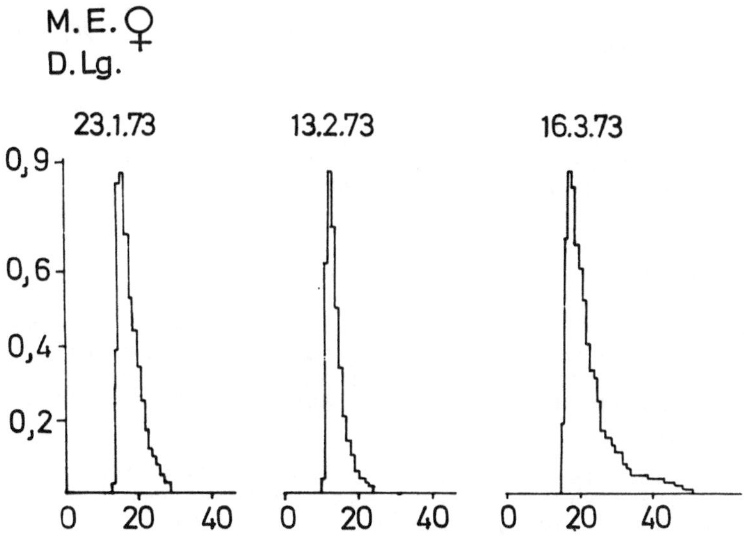

Abb. 2. 3 Histogramme des peripheren Blutes unter lokaler Strahlenbehandlung einer histologisch gesicherten Lymphogranulomatose (Kopf-Hals-Bereich). Auffallend ist das kleine Zellplateau im tetraploiden Zellbereich (4 c-Linie) bei Abschlußkontrolle

Auffällig erscheint hier bei der letzten Untersuchungskontrolle ein kleiner 4 c-Gipfel, der am Ausgangspunkt vermißt wurde.

Eine mehr diffuse Verbreiterung der Histogrammbasis ist bei der Zwischenkontrolle der Abb. 3 festzustellen, wobei aber die Abschlußkon-

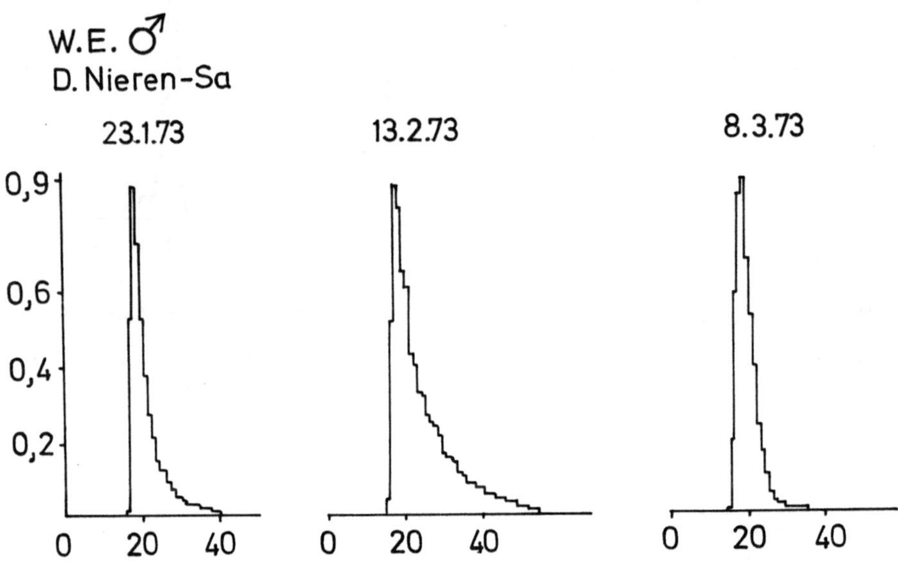

Abb. 3. Verlaufsuntersuchung bei Nieren-Sa. post op mit Tumorherddosis von 6000 R ^{60}Co-γ-Strahlen. Auffällig erscheint hier die zwischenzeitliche Basisverbreiterung der Histogrammkurve, die aber möglicherweise durch Zellaggregationen bedingt ist

trolle eine "Normalisierung" der Histogrammform erkennen läßt.

Die Abb. 4 entspricht einer Längsschnittuntersuchung bei einer chronischen Myelose im Stadium des aleukämischen Stadiums unter fraktioniert-protrahierter Milzbestrahlung, wobei wegen der schwankenden Leukocytenzahlen die zugehörigen Absolutwerte im Kopfteil der Kurve angefügt sind.

Die Resultate liegen zum Teil im Erwartungsbereich, da die zirkulierenden Blutzellen im Normfall als Endstufen der Ausreifung mit Ausnahme der Mono- und Lymphocyten (3) keine Proliferationsfähigkeit mehr besitzen. Andererseits sind durch die Präsenz strahleninduzierter Reifungs- und Dissoziationsstörungen im Knochenmark mit nachfolgender Ausschwemmung atypischer Blutzellelemente Abweichungen von der DNS-Grundlinie nachgewiesen und damit die meßtechnischen Voraussetzungen für den quantitativen Nachweis gegeben.

Möglicherweise ist jedoch die Anzahl der Zellatypien zu gering, um im beherrschenden Zellkollektiv mit typischer 2 c-Linie erfaßbar zu sein. Für diese Vermutung dürften auch die Untersuchungsergebnisse der volumetrischen Blutzellanalyse sprechen (2).

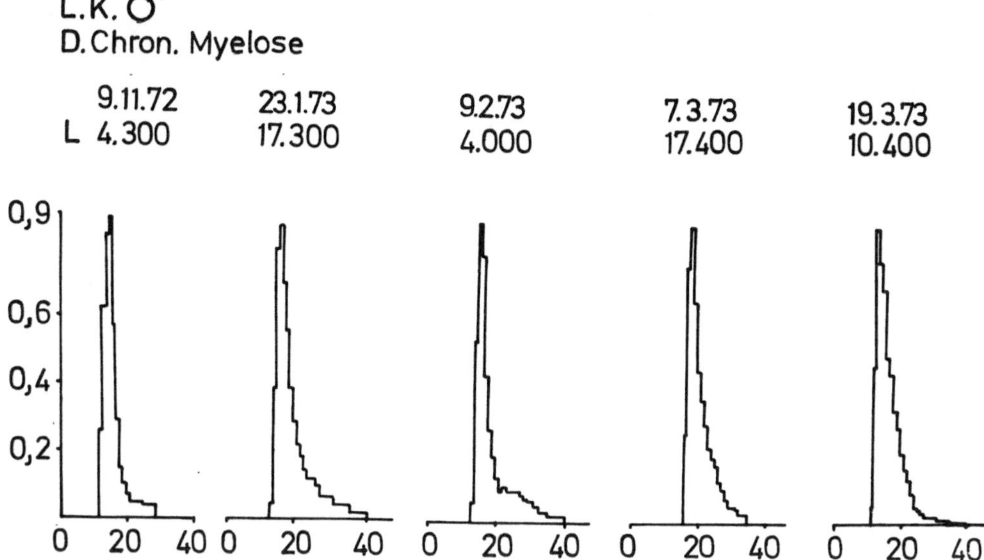

Abb. 4. Längsschnittuntersuchung bei chronischer Myelose unter fraktioniert-protrahierter Milzbestrahlung (^{60}Co-γ-Strahlen, Gesamtdosis 1200 R). Leukocytenzahl in zeitlicher Zuordnung zur Histogrammkurve

Die getroffene Kurvenauswahl hat rein informativen Charakter. Ein Werturteil über das Verfahren im Zusammenhang mit der Frühdiagnostik einer Strahlenschädigung im zirkulierenden Blut scheint verfrüht, da die Untersuchungsbasis noch zu schmal und die technische "Anfälligkeit" der Apparatur zweifellos noch zu groß ist.

Andererseits wurde mit der Impulscytophotometrie ein Meßweg erschlossen, welcher die optischen Mängel der Durchflußverfahren vermeidet, mit sehr geringen Substanzmengen auskommt, exakte Meßergebnisse liefert und wegen des vollautomatischen Meßablaufs auch im Bereich der Vorsorgemedizin bereits Eingang gefunden hat.

LITERATUR

1. BÜCHNER, Th., DITTRICH, W., GÖHDE, W.: Klin. Wschr. 49, 1090 (1971).

2. CHONÉ, B.: Fortschr. Med. 89, 655 (1971).

3. CHONÉ, B., VON ROSE, P.: Strahlentherapie 139, 21 (1970).

4. DITTRICH, W., GÖHDE, W.: Zeitschr. f. Naturforschung 24b, 360 (1969).

5. KAMENTSKY, L.A.: Science 150, 630 (1965).

6. SPRENGER, E., BÖHM, N., SANDRITTER, W.: Histochemie 26, 238 (1971).

Wechselwirkung der ultravioletten und ionisierenden Strahlung auf die Haut

E. G. Jung

Aus Versuchen an einfachen Zellsystemen und Mäusehaut ist bekannt, daß UV-Schäden der DNS "aufwendiger" sind als solche durch ionisierende Strahlung (3,12). Aus UV-Bestrahlungen resultieren vorwiegend Pyrimidin-Dimere eines DNS-Stranges, die durch die sog. "Excisions-Reparatur" mit Auswechseln von 80-100 Nucleotiden ersetzt werden können. Der Schadensumfang ist dosisabhängig, bei Einzelzellen ab ca. 100 $erg \cdot cm^{-2}$, an intakter Haut ab 10^3 $erg \cdot cm^{-2}$. Eine ganze Reihe oncogener Substanzen (Alkylantien) verursachen DNS-Schäden, die teilweise analog wie UV-Schäden repariert werden (11). Die DNS-Schäden durch ionisierende Strahlung bestehen vorwiegend aus Einzelstrangbrüchen, die ohne initiale Incision durch Ersatz von nur 3-4 Nucleotiden repariert und dosisabhängig beobachtet werden. Unsere Versuche dienen der Abklärung, ob Wechselwirkungen zwischen UV- und ionisierender Bestrahlung im Bereich zwischen 100-1000 rad zu beobachten sind.

MATERIAL UND METHODEN

1. Haarlose Albinomäuse (Chester Beatty) werden auf Hautfeldern von 1 cm^2 mit 200 rad bestrahlt (Dermopan, Siemens, 29 kV, 25 mA, 0,6 mm Al-Filter, FHA 10 cm, GHWT 4,0 mm) und anschließend auf denselben Feldern mit einer ungefilterten Xenon-Lampe XBO 150 W (6) belichtet ($2 \cdot 10^4$ $erg \cdot cm^{-2} \cdot sec^{-1}$). Sofort darauf wird jede Stelle mit 10 μCi ^{3}H-Thymidin (5 Ci/mM) in physiol. NaCl i.c. infiltriert, die Tiere nach 3 Std. getötet, die Haut autoradiographisch aufgearbeitet (Kodak AR 10 Film, Exposition 7 Tage) und ausgewertet (5). Auszählung der leicht markierten Zellen in der gesamten Epidermis und Angabe als Prozentsatz repair-aktiver Keratinozyten.

2. An 40 männlichen und weiblichen Versuchspersonen zwischen 20 und 60 Jahren werden an den nicht pigmentierten seitlichen Hüftpartien Hautfelder von 7 x 7 cm mit 300 rad (Dermopan, technische Bedingungen wie oben) röntgenbestrahlt und die minimale Erythemdosis (MED, Extinktionsmessung mit der Kodak-Rotskala bei Tageslicht) zu verschiedenen Zeiten nach der Röntgenbestrahlung bestimmt (Xenon-Lampe XBO 150 W ungefiltert) und mit Kontrollen vor und nach diesem Procedere verglichen.

3. Bei 20 hellhäutigen Patienten, die aus therapeutischen Gründen 1 - 3 Jahre vor dieser Untersuchung röntgenbestrahlt worden waren, wurde die MED auf röntgenbestrahlter Haut mit derjenigen unbestrahlter Haut vergleichbarer Lokalisation in Beziehung gesetzt. Alle Teststellen ließen zum Zeitpunkt der Untersuchung keine Hautveränderungen erkennen, zeigten keine klinischen Zeichen einer chronischen Radiodermatitis und waren nicht pigmentiert.

RESULTATE

Die kombinierten UV- und Röntgenbestrahlungen an der Haut haarloser Albinomäuse wurden angelegt, um Auslösung, Beeinflussung und Hemmung der "Excisions-Reparatur" durch die verschiedenen Verfahren zu beurteilen. Meßgröße ist der Einbau von ^{3}H-Thymidin als Ausdruck der sog. "unscheduled synthesis". Beurteilung autoradiographisch zur Erhaltung der Epidermisstruktur. Abb. 1 zeigt die Zahl repair-aktiver Zellen pro

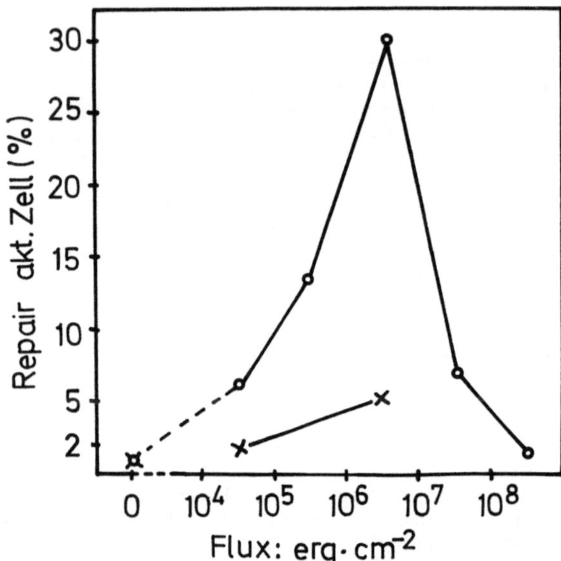

Abb. 1. Ordinate: Zahl repairaktiver Zellen pro 100 Keratinozyten. Abszisse: UV-Bestrahlung, Xenon-Lampe ungefiltert. o----o nur UV bestrahlt. x----x Röntgenbestrahlung 200 rad, anschl. UV-Bestrahlung

100 Keratinozyten in Abhängigkeit der applizierten UV-Energie (o----o). Es handelt sich um eine typische energieabhängige Kurve für den Bereich von $5\cdot10^4$ - $5\cdot10^6$ erg·cm^{-2} mit einem Abfall bei intensiverer Bestrahlung. Im Bereich über 10^7 erg·cm^{-2} kann man histologisch zunehmend vakuolisierte und nekrobiotische Keratinozyten bis zur Nekrose der ganzen Epidermis beobachten (7). Durch eine der UV-Bestrahlung unmittelbar vorangehende Röntgenbestrahlung mit 200 rad (Kurve x----x) wird die Repair-Aktivität bzw. -Nachweisbarkeit ganz wesentlich herabgesetzt. Die Werte der entscheidenden Versuche (R = 200 rad, UV = $5\cdot10^6$ erg·cm^{-2}) sind in Tab. 1 zusammengestellt. Die Kontrollen nach alleiniger Röntgenbestrahlung (200 rad) zeigten mit unserer Auswertungsmethode keinen nachweisbaren Einbau von ^{3}H-Thymidin.

Die Versuche an menschlicher Haut wurden vorgenommen, um den Einfluß einer vorhergehenden Röntgenbestrahlung des Bereiches unter 1000 rad auf das UV-Erythem zu untersuchen. Röntgenbestrahlungen dieses Dosisbereiches zeigen klinisch und histologisch keine faßbaren Spätveränderungen und werden zur Therapie von gutartigen Hautkrankheiten und

Tabelle 1. Zahl repairaktiver Zellen pro 100 Keratinozyten der Mäusehaut nach verschieden kombinierter Bestrahlung (R = 200 rad, UV = $5 \cdot 10^6$ $erg \cdot cm^{-2}$)

Bestrahlung	Repairaktive Zellen pro 100 Keratinozyten (n = 12)	
	Mittelwert M	$\bar{s}$
-	0,1	-
UV	31,40	4,75
R + UV	4,61	2,72
R	0,50	0,43

bei Entzündungsbestrahlungen eingesetzt. Das UV-Erythem als entzündliche Reaktion stellt das Resultat komplexer Vorgänge dar und ist abhängig von Dosis und Wellenlängen der Einstrahlung. Gemessen wird der Schwellenwert als minimale Erythemdosis (MED), die individuell unterschiedlich ist. Unter den verwendeten Bedingungen mit dem Spektrum der ungefilterten Xenonlampe liegt die MED von nicht pigmentierter Haut im Bereich von 10^5 - 10^6 $erg \cdot cm^{-2}$. Geprüft wird, ob eine einmalige Röntgenbestrahlung von 300 rad einen Einfluß auf die MED im Zeitraum der ersten 24 Std. hat. Die Mittelwerte der Resultate sind in Tab. 2 zusammengefaßt. (n = 20 Versuchspersonen). Es zeigt sich, daß die Mittelwerte M der MED vor und während der untersuchten Zeitspanne von 24 Std. im Anschluß an eine einmalige Röntgenbestrahlung von 300 rad keinen wesentlichen Schwankungen unterliegen. Die statistische Auswertung zeigt, daß keine signifikanten Abweichungen vorliegen. Die Vorbestrahlung mit 300 rad bewirkt in den ersten 24 Std. keine meßbare Beeinflussung der MED.

Zur Beurteilung, ob eine Röntgenvorbelastung der Haut des Bereiches unter 1000 rad möglicherweise als Späteffekt einen Einfluß auf die MED hat, wurden bei Patienten, deren Bestrahlung 1 - 3 Jahre zurücklag, die MED der vorbestrahlten mit derjenigen nicht vorbelasteter Haut verglichen. Es zeigt sich, daß bei 20 Patienten mit einer Vorbelastung der Haut zwischen 300 - 1000 rad die MED der bestrahlten Haut durchschnittlich um 50% herabgesetzt ist. Diese Befunde decken sich mit der klinischen Beobachtung, daß röntgenvorbelastete Haut, auch wenn sie keine sichtbaren Strahlenschäden aufweist, eine bleibend herabgesetzte Erythemschwelle hat.

DISKUSSION

Painter (9, 10) zeigte an HeLa-Zellen, daß eine Repair-Aktivität nach ionisierender Bestrahlung erst bei Dosen über 1000 rad nachzuweisen ist. Er widerlegte damit anders lautende Versuche (1). Am Modell der Haut von haarlosen Albinomäusen konnten wir diese Aussage für 200 rad bestätigen, andererseits aber zeigen, daß eine solche Vorbestrahlung dennoch nicht ohne Einfluß auf den Ablauf der sog. Excisionsreparatur bleibt. In Abb. 1 und Tabelle 1 wird gezeigt, daß 200 rad Vorbestrahlung eine deutliche Hemmung (evtl. Verzögerung) der Reparatur eines unmittelbar anschließend gesetzten UV-Schadens bewirkt. Am Parameter des

Tabelle 2. MED vor und in verschiedenen Zeitabständen nach einer einmaligen Röntgenbestrahlung von 300 rad an menschlicher Haut

	vor Bestrahlung	nach Bestrahlung									Kontrolle nach 24 Std. ohne Röntgenbestrahlung
		2 min.	30 min.	1 Std.	2 Std.	3 Std.	4 Std.	5 Std.	6 Std.	24 Std.	
n	20	20	16	8	8	8	8	8	8	20	20
M	12,5	11,1	12,0	12,0	10,8	11,1	11,1	11,3	11,5	11,2	12,8
$\bar{s}$	3,2	4,2	2,9	2,3	4,4	3,5	3,5	3,6	3,3	3,2	2,9

Tabelle 3. Gegenüberstellung der Reparatur von UV und Röntgenschäden

	UV	γ - Strahlung
Hauptsächliche DNS - Schäden	Pyrimidin - Dimere	Einzelstrangbrüche
Reparaturmechanismus	Excisions - Repair	Wiedervereinigung (Rejoining)
Umfang einer Reparaturstelle (Zahl neu inserierter Nucleotide)	80 - 100	3 - 4
Genetische Defekte beim Menschen	Xeroderma pigmentosum (8) (mehrere Varianten)	Progeria (5) (Hutchinson-Gilford-Sy.)

^{3}H-Thymidineinbaues ist 3 Stunden nach der Röntgenbestrahlung deutlich, daß UV-Schäden nicht oder ganz wesentlich verzögert repariert werden. Die durch 200 rad gesetzten DNS-Schäden (vorwiegend Einzelstrangbrüche) hemmen also den gleichzeitig anlaufenden Mechanismus der Excisionsreparatur im Bereiche seiner ersten Schritte, also auf den Stufen Erkennung, Incision, Excision oder Neusynthese. Eine Hemmung des letzten Schrittes, des durch eine Ligase bedingten Strangschlusses, kann ausgeschlossen werden. Die Röntgenbestrahlung setzt also für kurze Zeit in den Zellen das System der Excisionsreparatur lahm und imitiert daher Zustände, die beim Xeroderma pigmentosum infolge genetisch bedingter Defekte einzelner Enzymschritte dauernd bestehen (8). Diese Resultate wurden an Mäusehaut erbracht. Man muß also annehmen, daß Zellen und Gewebe schon nach relativ geringen Dosen ionisierender Bestrahlung eine Phase zu durchlaufen haben, in welcher sie gegen alle diejenigen Einflüsse ungeschützt sind, die vom Mechanismus der Excisionsreparatur korrigiert werden können: UV, Oncogene, Mutagene, Viren (8). Für die Haut bedeutet dies eine Phase vermehrter somatischer Mutationen, die möglicherweise über ein vielschrittiges Geschehen zu Lichtkrebsen führen können. Eine Parallelität zur Lichtkarcinogenese beim repairdefekten Erbleiden Xeroderma pigmentosum ist evident. UV- und Röntgenschäden setzen unterschiedliche, aber charakteristische primäre DNS-Schäden, die spezifisch nachgewiesen und repariert werden können (Tab. 3). Durch genetische Defekte können entweder der eine oder der andere oder gar beide dieser Erholungsmechanismen ausfallen. Trotzdem können diese beiden Erholungsmechanismen nicht vollständig voneinander getrennt betrachtet werden. Es bestehen funktionell vielfältige Beziehungen (3, 12) und, wie hier gezeigt wurde, auch ganz wesentliche gegenseitige Beeinflussungen.

Die Versuche an menschlicher Haut zeigen, daß eine Röntgenvorbestrahlung keinen Einfluß auf das UV-Erythem während der anschließenden 24 Std. hat. Dies unterstützt die Ansicht, daß das UV-Erythem in keinem direkten und maßgeblichen Zusammenhang mit den primären DNS-Schäden durch UV und deren Reparatur steht (3, 12). Ein Vergleich von Zellschäden und Erythem ist an der Mäusehaut dadurch begrenzt, daß diese Haut auf UV-Bestrahlung nicht mit einem Erythem, sondern vor allem mit einem lokalen Ödem reagiert (7).

Andererseits zeigen die Untersuchungen an Haut, die 1 - 3 Jahre zuvor röntgenbestrahlt wurde, daß als Spätwirkung dieser Bestrahlung eine Verminderung der MED besteht, die im Vergleich zu nicht vorbelasteter Haut desselben Patienten ca. 50 % ausmacht. Man darf annehmen, daß es sich hier um die Erfassung einer, klinisch latenten, möglicherweise komplexen Einschränkung der Reaktionsbreite der Haut handelt, die, obschon unsichtbar, sich als Röntgenschaden auswirkt und möglicherweise zusammen mit anderen Einwirkungen wesentlich zu den Spätstadien beiträgt, die an der Haut charakterisiert sind durch Atrophie, Dermosklerose, senile Elastose, Präcancerosen und bösartige Tumoren.

LITERATUR

1. AYAD, S.R., FOX, M.: Intern. J. Radiat. Biol. 15, 445 (1969).

2. CLEAVER, J.E.: J. invest. Dermatol. 54, 181 (1970).

3. DERTINGER, H., JUNG, H.: Molekulare Strahlenbiologie. Berlin, Heidelberg, New York: Springer 1969.

4. EPSTEIN, J.H., FUKUYAMA, K., EPSTEIN, W.L.: Arch. Derm. 100, 84 (1969).

5. EPSTEIN, J., WILLIAMS, J.R., LITTLE, J.B.: Proc. Nat. Acad. Sci. USA 71, 977 (1973).

6. JUNG, E.G.: Strahlentherapie 133, 465 (1967).

7. JUNG, E.G., BOHNERT, E., ERBS, G., v.KNOBLOCH, G., MÜLLER, S.: Arch. Derm. Forsch. 241, 284 (1971).

8. JUNG, E.G.: Der Hautarzt 24, 175 (1973).

9. PAINTER, R.B.: Current Topics in Rad. Res. 7, 45 (1970).

10. PAINTER, R.B.: Mutation Res. 14, 225 (1972).

11. REGAN, J.D., SETLOW, R.B.: Proc. VI. Int. Congr. Photobiology Bochum 1972 (in press).

12. STREFFER, C.: Molekulare Strahlen-Biochemie. Berlin, Heidelberg, New York: Springer 1969.

Sachverzeichnis